Contents

책머리에 / 9

1. 자생력과 자연치유 / 16

2. 신장의 구조 / 18

3. 동의보감에서 말하는 신장 / 21

4. 신장이 하는 일 / 32
1) 신장은 정을 간직하고 있다.
2) 신장은 성장발육을 주관한다.
3) 신장은 조혈호르몬(EPO)을 분비하여
   골수를 생성하여 피를 만들고 비타민 D를 활성화
   시켜 줌으로써 뼈 대사에 중요한 역할을 한다.
4) 신장은 명문이다.
5) 신장은 머리털과 관계가 있다.

6) 신장은 잇몸, 정신을 주관하여 치매,
   기억력을 주관한다.
7) 신장은 귀와 직결되어 있어 이명과 난청을 주관한다.
8) 신장은 몸 안의 수분을 주관한다.
9) 혈압을 조절한다.
10) 신장은 대사산물 및 노폐물을 걸러서
    소변으로 배출한다.

5.신장 기능이 약해지면 나타나는 전조증상

(1) 소변을 자주보거나 시원히 나오지 않고,
    전립선 비대가 있다.
    동양의학적 전립선비대. 사례

(2) 요실금이나 방광염이 자주 생긴다.
    동양의학적 요실금. 사례

(3) 소변에 거품이 많다.
    동양의학적 거품뇨. 사례

(4) 혈뇨가 나온다.
    동양의학적 혈뇨. 사례

(5) 단백뇨가 나온다
    동양의학적 단백뇨. 사례

(6) 티눈이 생긴다.
동양의학적 티눈. 사례

(7) 발톱무좀이 생긴다.
동양의학적 발톱무좀. 사례

(8) 발에 열나고 뜨거우며 발바닥이 아픈
족저근막염이 있다.
동양의학적 족저근막염. 사례

(9) 통풍이 있다.
동양의학적 통풍. 사례

(10) 무지외반증이 있다.
동양의학적 무지외반증. 사례

(11) 요로결석이 있다.
동양의학적 요로결석. 사례

(12) 몸이 붓고 체중이 빠지지 않는다.
동양의학적 부종. 사례

(13) 하지정맥류가 있다
동양의학적 하지정맥류. 사례

(14) 신허요통으로 오래 누워 있으면 허리가 아프다.
동양의학적 신허요통. 사례

(15)고혈압이 있다.
　　동양의학적 고혈압. 사례

(16)당뇨가 20년 이상 되면 나타난다.
　　동양의학적 당뇨증상. 사례

(17)몸에 사마귀나 쥐젖이 생긴다.
　　동양의학적 사마귀 쥐젖. 사례

(18)발에 각질이 심하고 갈라진다.

(19)발가락이 시리고 아프고 감각이 둔해진다.

6.신장이 나빠지는 이유 / 156

1) 산후조리를 잘 못하면 신장기능이 약해진다.

2) 유산이나 수술할 때 마취하면 신장이 약해진다.

3) 당뇨나 고혈압이 오래된 경우

4) 남성이 무리한 성생활을 하여
　 정액배출을 많이 한 경우

5) 진통제나 스테로이드 같은 약물을
　 장기간 복용하였을 경우

6) 지속적이고 장기간 스트레스를 받았을 경우

7) 선천적으로 유전일 경우

7. 사구체신염 / 179

8. 만성신부전 / 181

9. 만성신부전증의 서구의학적 원인 / 187

10. 서구의학으로는 신장을 치료할 수 없다 / 190

11. 만성신부전의 동양의학적인 원인 / 192

12. 동양의학에서 말하는 신장의 火란 / 194

13. 만성신부전의 동양의약적 치료 / 197

14. 동양의약의 신비 / 210

15. 투석이나 이식으로 가는 속도를 적극적으로 늦추어야 한다. / 219

16. 만성신부전 환자들이 하는 음식조절의 의미 / 222

17. 운동과 산행 / 224

만성신부전을 고친 사람들

⋮

투석하지 않기를 간절히 바라는
분들을 위한 신장 스토리

⋮

■ 책머리에 ■

자연은 어느 것 하나 남을 위해 자신을 내어주지 않는 것이 없습니다. 하늘의 해와 달과 시냇물도 심신계곡의 이름 모를 꽃도 모두 자신을 필요로 하는 자에게 아낌없이 내어주듯 인간의 오장육부 역시 모두 이타심(利他心)의 결정체로 서로 상생하며 작용하여야 건강하게 살 수 있습니다.

내가 신장에 대해 관심을 가진 이유는 나 자신이 무릎과 허리의 통증으로 고생했는데 그 원인이 신장 때문이라는 것을 알게 되었습니다.

비교적 건강했던 나는 약대를 졸업하고 약국을 운영하였는데 나이 40대 초반에 무릎 통증이 왔습니다.

나이로 보나 직업으로 보나 아플 이유가 없었는데 무릎이 아프기 시작하여 처음에는 진통소염제로 버티다가 파스를 바르고 주사를 맞으며 낫기 위해 갖은 방법을 다 해보았습니다.
그것뿐 아니라 12시에 자면 허리가 아파 어김없이 새벽 4시에 일어나야 했고 방바닥에서 양반다리하고 앉아 있을 수 없어 늘 의자에 앉아 생활해야 했으며 에어컨 바람에 무릎이 시려 한여름에도 무릎 보호대를 차고 살았습니다.
나는 골병들게 일 한 적이 없고 나이도 젊은데 관절염이 온 원인을 찾지 못하여 이대로 진행되면 인공관절 수술을 해야 하는 걱정을 하지 않을 수 없었습니다.

제가 무릎을 많이 사용하는 직업도 아니고 노동을 많이 한 것도 아닌데 왜 무릎이 아픈지에 대해 여러 가지 생각을 하게 되었습니다.
저는 양약사와 한약사의 면허를 가지고 약국을 하면서 서양의학보다는 동양의학에 더 관심을 가졌는데 그 이유는 서양의학은 일반적으로 원인은 치료 하지 않고 증상만 치료 하는 대증요법이지 증세가 왜 나타나는지 병의 근본원인에 접근하지 않는다는 것이었습니다.

하나의 예를 들자면 고혈압 약을 먹으면 치료가 되어야하는데 죽을 때까지 먹는 것은 고혈압을 치료하는 것이 아니고 그날 하루만 혈압을 내리는 것에 불과하지 치료가 되는 것이 아니란 것이죠.
　고혈압이란 신장의 기능이 떨어져 레닌이라는 호르몬 분비가 저하 되고 체내수분과 염분 양을 조절하지 못하여 동맥이 수축을 일으키면 고혈압이 발생하게 됩니다.
　그러니까 신장 기능을 회복하면 고혈압이 근본적으로 치료가 되는 것이죠.

　나는 약사로 일하면서 서구의학으로 치료하지 못한 병들이 너무 많고 죽을 때까지 약을 먹어야하는 안타까운 현실이 늘 마음 한구석에 자리 잡고 있었으므로 내가 겪고 있는 관절염은 서구의학으로 치료할 수 없다는 현실을 직시하고 다른 방법이 없을까 고심하다가 동양의학 즉 한방으로 눈을 돌려 연구하기 시작했습니다.
　이러한 이유로 저는 동양의학에 접근하게 되었고 동양의약으로 저의 관절염은 완전히 좋아졌습니다.
　관절염이 좋아진 이유는 나의 신장을 치료하였기 때문입니다. 그래서 얻은 답이 臍下痛 屬腎 이었습니다.

해석하면 배꼽 밑의 통증은 신장에 속 한다라는 것 이었습니다.
그러니까 신장의 기능이 약하면 허리가 아프다는 신허요통이란 단어도 알게 되었고 무릎이 시리고 아픈 원인도 알게 되었습니다.
이러한 이론을 토대로 현대 의학적인 이론과 접목하면서 신장을 더욱 연구하였고, 그 지식을 토대로 '관절염을 고친사람들' 이란 책을 발간하게 되었으며, 그 후 '난치병의 원인과 자연치유 원리' '디스크 관절염 알면 정복된다' 라는 책을 발간하였습니다.
그 과정 중에 신부전증으로 고생하는 분들이 저의 책에 적혀있는 신장에 대한 내용을 읽어보고 본인들의 신부전증을 치료 해주라는 요청이 있어 많은 우여곡절을 겪으며 시행했으나 실패하고 말았습니다.
그래서 관절염을 치료하는데만 집중하고 있었는데 전남 강진에 사시는 전성자라는 여성분이 저를 매우 성가시게 하였습니다.
그분이 하는 말은 이런 것 이었습니다.
'관절염은 죽을병은 아니고 만성신부전은 그대로 놔두면 죽을병인데 치료해주면 안되겠느냐' 는 말씀이었습니다.

그래서 저는 그분을 모델로 여러 번 실패하면서도 꼭 그분을 살려야겠다는 심정으로 약을 투여한 결과 거의 10개월 만에 완치할 수 있었습니다.
　물론 그간에는 많은 우여곡절이 있었지만 지면상 생략을 하겠습니다.
　그리고 그 후 그와 같은 만성신부전 환자들에게 같은 처방을 해주었는데 한결같이 거품이 없어지고 붓기가 빠지며 소변에서 냄새가 없어지면서 크레아틴과 사구체 여과율 수치가 좋아지는 결과를 얻게되어 그 이론을 바탕으로 만성신부전을 고친 이야기를 하려고 합니다.

지은이 **박 민 수**

* 참고로 책 내용 중 사례부분은
　독자들의 이해를 돕기 위해
　그동안 환자들이 치유되는 과정에서 겪은
　경험들을 사실처럼 가명과 함께 재구성 하였습니다.

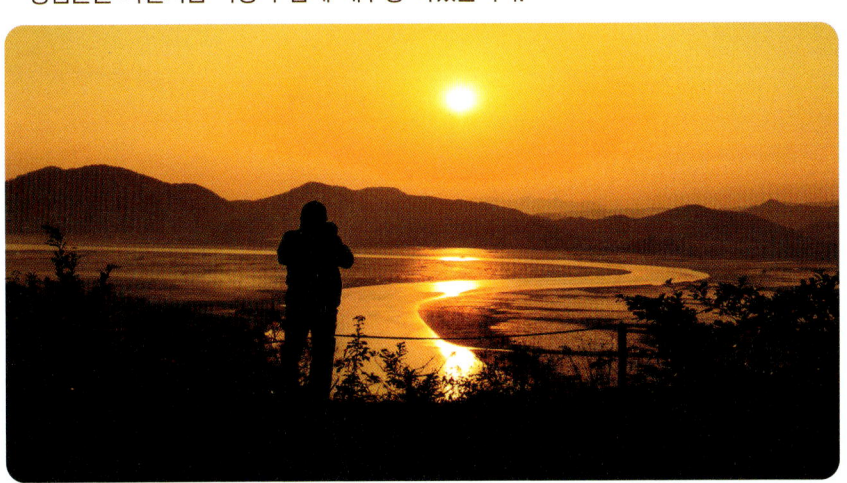

1. 자생력과 자연치유
2. 신장의 구조
3. 동의보감에서 말하는 신장

01 자생력과 자연치유

맛있는 음식을 보면 입에 침이 고이고 무서운 일을 보면 소름이 끼치며 긴장하면 가슴이 두근거리는 이러한 증상들은 우리 몸에 자율신경이 있기 때문이다.

자율신경은 우리 몸이 건강한 상태를 유지하기 위해 실시간으로 적절히 반응하고 있다.
하지만 이러한 자동조절시스템이 극복하지 못할 정도로 신체적, 심리적, 과부하가 걸리면 자율신경에 이상증상이 나타나는데 이를 스트레스 때문이라고 말한다.

지속적이고 과도한 스트레스를 받게 되면 자율신경과 호르몬을 주관하는 시상하부가 우리 몸이 비상상태에 처해 있는 것처럼 착각하고 코티솔과 아드레날린 호르몬을 과잉 분비하여 전체 각 장부를 자극하고 흥분시킨다. 하여 모든 장부에 혈액공급이 저하되고 각 장부는 기능이 항진되어 열이 발생하며 그로인해 장부는 염증이 생기게 된다.

염증이 생기면 장부의 기능이 저하되면서 자생력이 떨어져 병이 생긴다.

우리 몸은 모양과 기능이 다른 수많은 작은 세포로 이루어져 있으며 같은 기능과 모양을 가진 세포들이 모여서 한 조직을 이루고 서로 다른 모양과 기능을 가지고 있는 조직이 모여 장부를 이루어 우리 몸을 구성한다.
따라서 우리 몸은 세포라는 기본단위로 구성된 생명체라 할 수 있다.

이들 세포들은 장부를 건강한 상태로 유지하기 위해 분열하고 증식하여 끊임없이 새로운 세포들을 만들어 낸다. 이러한 과정이 일정한 질서에 따라 이루어지는데 이런 능력을 자생력이라 하고 자생력에 의해 병이 치유된다.

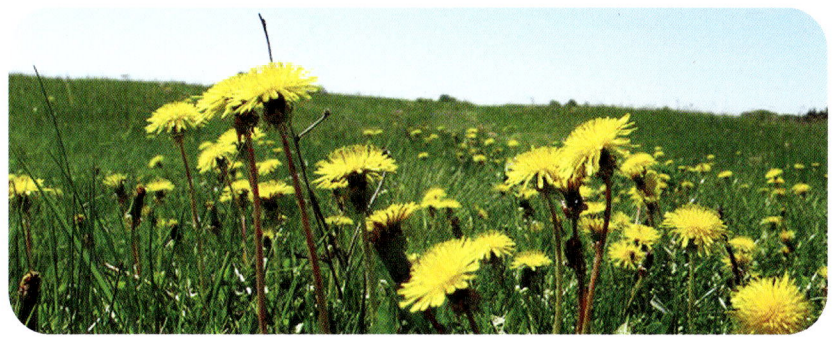

02 신장의 구조

 우리 몸에는 신장이 두 개 있다.
 신장의 바깥 부분을 피질, 안쪽 부분을 수질이라 하고 피질과 수질 사이에는 소변을 걸러주는 기관인 사구체가 있다.

 사구체는 보우만 낭이라는 주머니로 둘러싸여 있고 사구체로 혈액이 들어가는 혈관을 수입동맥, 사구체를 통과해서 혈액이 나가는 동맥을 수출동맥이라고 부르는데 이 혈관들은 매우 작고 가늘어서 세동맥이라 칭한다.
 이러한 구조를 통해 혈액이 신장으로 들어가고 걸러져서 나오는데 노폐물은 배출하고 유익한 것들은 흡수해서 다시 몸으로 넣어주는 기능을 한다.

 신장의 중심에는 동맥, 정맥, 요관 세 개의 관이 있으며 신장의 얇은 피막 안에 모세혈관이 실타래처럼 덩어리를 이루고 있는 사구체가 양쪽 합하여 200만개가 있다.

이중 노폐물을 거르는 등의 일을 수행하고 있는 사구체는 6-8%정도에 불과하기 때문에 신장 한쪽이 없거나 90%이상 망가져도 생명은 유지된다.

심장에서 신장으로 보내진 혈액은 사구체에서 여과되어 유용한 물질과 노폐물을 가리게 되는데 입자가 적은 찌꺼기와 수분은 빠져나가지만 영양성분과 혈액속의 적혈구, 백혈구, 등은 빠져나가지 못하게 되어 있다.

혈액을 여과하는 신장의 작업량은 1분에 120ml, 소변은 1.5L정도이며 소변으로 나가기 전의 원뇨 99%는 재흡수 된다. 신장은 콩팥이라 하며 양쪽 옆구리 갈비뼈 바로 밑에 한 개씩 있다.

크기는 자신의 주먹정도이고 형태는 검붉은 팥과 유사해 순 우리말로 "콩팥"이라 부른다. 혈액의 실제적인 여과를 담당하는 신장구조는 네프론이다.

네프론이란 신장에서 가장 작은 기능적 단위를 말하며 콩팥의 피질에 있는 공 모양의 조직에 연결되어 있으며 오줌을 만들어내는 기관인데 신장의 피질과 수질을 통해 확장된다.

각 신장에는 백만개 이상의 네프론이 있으며 네프론은 모세혈관의 집합체인 사구체와 네프론 세뇨관으로 구성된다.

사구체는 네프론 세뇨관에서 뻗어 나온 사구체캡슐이라고 불리는 컵모양의 구조로 둘러싸여있으며 사구체는 얇은 모세혈관벽을 통해 혈액에서 불순물을 걸러낸다.

03 동의보감에서 말하는 신장

신장은 정력과 생식활동을 담당하는 곳으로 이해한다.

『동의보감』'신장'문(門)에서는 '간장'·'심장'·'비장'·'폐장'문(門)과 마찬가지로, 우선 신장의 해부학적 기초와 오행의 상응 관계에서 신장과 같이 분류되는 사물, 몸 밖으로 나타난 현상을 보아 신장의 상태를 헤아리는 법, 신장의 병을 치료하는 법, 신장을 좋게 하는 양생법 등 실천적인 측면을 기술하고 있다.

서구 의학에서는 이러한 이론을 접할 수 없으므로 심도 있게 읽어보고 신장에 대해 더 이해를 하면 좋을 것 같아 여기에 서술한다.

☞ 신장의 모양

 신장은 두 개로 강낭콩처럼 생겼고, 서로 마주 보고 있으며 등에 붙어 있다. 겉은 기름덩이로 덮여 있고 검으며, 속은 허연데 주로 정액을 저장한다.

 두 신장 중 왼쪽 신장은 수(水)에 속하고 오른쪽 신장은 화(火)에 속한다.

 남자는 왼쪽 신장이 근본이 되고 여자는 오른쪽 신장이 근본이 된다.

 두개의 줄이 두 신장을 통해 아래로 내려가고 위로는 심장과 하나로 연결되어 있다.

 신장은 다른 장부와 달리 두 개지만 두 개가 모두 신장은 아니고, 왼쪽 것만 신장이라 하고 오른쪽 것은 명문(命門)이라 한다.

 명문은 정신이 머물고 원기가 생겨나는 곳으로 남자는 여기에 정(精)을 간직하고 여자는 여기에 포(胞, 자궁)가 매달려 있다. 그러므로 신장은 하나만 있는 셈이다.

 명문은 기본적인 장(臟)이 아니며 삼초(三焦)는 기본적인 부(腑)가 아니다.

 신장은 배꼽과 마주 대하고 있으며, 그 상태는 허리에 나타난다.

☞ 신장이 주관하는 날짜

신장은 겨울을 주관한다.
신장의 경맥인 족소음(足少陰)과 족태양(足太陽)이 주치(主治)하는 날은 임일(壬日)과 계일(癸日)이다.

☞ 신장과 함께 분류되는 것들

신장은 겨울을 주관하며 족소음과 족태양에 관련되어 있다.
북쪽은 찬 것을 생기게 하며, 찬 것은 물을 생기게 하고, 물은 짠것을 생기게 하고 짠것은 신장을 낳는다.

신장과 같이 분류되는 것들로 하늘에서는 찬 것, 땅에서는 물, 괘에서는 감괘(坎卦), 몸에서는 뼈, 색깔로는 검은색, 음(音)으로는 우(羽), 소리는 앓는 소리, 구멍은 귀, 맛은 짠것, 감정은 두려움, 경맥은 족소음, 진액은 침[唾], 겉에 나타난 것은 머리털, 냄새는 썩은 냄새, 숫자는 6, 곡식은 콩, 짐승은 돼지, 벌레로는 비늘 있는 것, 과실은 밤, 채소는 미역이다.

☞ 외관으로 알 수 있는 신장의 상태

신장은 듣는 것을 주관하므로 청력이 좋은지 나쁜지 보면 신장의 상태를 알 수 있다.
얼굴빛이 검고 살결이 부드러우면 신장이 작고, 살결이 거칠면 신장이 크다.
귀가 높이 올라가 있으면 신장도 높이 있고, 귀 뒤가 움푹하면 신장이 아래로 처져 있다.
귀가 든든하면 신장도 든든하고 귀가 얇고 든든하지 못하면 신장도 약하다.
귀가 제 위치에 있으면 신장이 똑바르고, 한쪽 귀가 치우쳐 있으면 한쪽 신장도 치우쳐 있다.

신장이 작으면 장들이 편안하고 잘 상하지 않는다.
신장이 크면 허리가 잘 아프고 사기에 쉽게 상한다.
또 신장이 위쪽에 있으면 등이 아파 잘 펴거나 구부리지 못하고, 신장이 아래쪽에 있으면 허리와 꽁무니가 아프다.

신장이 든든하면 허리와 등이 아프지 않고, 약하면 소갈이나 황달이 잘 생긴다.

신장이 똑바르면 기가 고루 잘 돌기 때문에 잘 상하지 않는다.
신장이 한쪽으로 치우쳐 있으면 허리와 엉덩이가 몹시 아프다.

☞ 신장병의 증상과 치료

신장이 상한 증상

무거운 것을 들거나 지나친 성생활을 하고, 땀이 났을 때 찬물에 목욕하면 신장이 상한다. 또 축축한 땅에 오래 앉아 있거나 물속에 오래 있어도 신장이 상한다.

☞ 신장병의 증상

신장에 사기가 있으면 뼈가 아프거나 음비병(陰痺病)이 생긴다.

음비병이 생기면 배가 불러 오고 머리가 아프며 대변 보기가 힘들고 어깨와 등, 목이 아프고 어지럼증이 생긴다.

신장에 열이 있으면 얼굴빛이 검고 이[齒]가 마른다.

☞ 신장병의 허증과 실증

  신장이 허하면 배가 불러오고 정강이가 붓고 숨차고 기침이 나며 몸이 무겁고 잠잘 때 땀이 나며 바람을 싫어한다. 반면에 신장이 실하면 윗배와 아랫배가 다 아프고 팔다리가 싸늘해진다.

☞ 신장병의 가벼워짐과 무거워짐

  신장병은 봄에 낫는데 봄에 낫지 못하면 늦은 여름에 심해진다. 늦은 여름에 죽지 않으면 가을에 그대로 지내다가 겨울에 완전히 낫는다.

  신장병은 하루 중에는 한밤중이 좀 낫고, 사계(진시, 술시, 축시, 미시)에 심해지며 해질 무렵에 안정된다.

☞ 신장과 명문의 병은
　 다 같이 방광으로 옮겨 간다.

  오줌이 맑고 잘 나가며 맥이 느리고 가라앉는 것은 신장에 찬 기운이 들어갔기 때문이고, 오줌이 벌겋고 누기 힘들며 맥이 가라앉거나 빠른 경우는 명문에 역기(逆氣)가 들어갔기 때문이다.

  신장과 명문(命門)은 관계되는 경맥이 같으며 여기에 생긴 병은 모두 방광으로 옮겨간다.

☞ 신장의 기운이 끊어진 증후

신장과 관련된 족소음의 기가 끊어지면 뼈가 마르고 얼굴이 검게 되며 머리털에 윤기가 없어진다.

신장의 기운이 끊어지면 이(齒)가 갑자기 마르고 얼굴이 검어지고 땀이 물 흐르듯 한다.

☞ 신장병을 치료하는 법

신장은 마르는 것을 싫어하므로 말랐을 때에는 빨리 매운것을 먹어 적셔 주어야 하며, 땀구멍을 열어서 진액을 나오게 하고 기를 통하게 해야 한다. 신장을 든든하게 하려면 쓴것을 먹어야 한다.

신장에 병이 있을 때에는 불에 태운 것과 뜨거운 것을 먹지 말고 옷을 덥게 입지 말아야 한다.

신장에는 원래 실한 증상이 생기지 않으므로 내보내지 말아야 한다. 따라서 신장은 보하는 약만 있고 사(瀉)하는 약은 없다.

☞ 신장을 튼튼히 하는 양생법

신장을 튼튼하게 만들기 위해서는 음력 10, 11, 12월 초하룻날과 보름날 이른 아침에 북쪽으로 향해 편안히 앉아 이를 일곱 번 마주친 뒤 침을 세 번 삼키고, 현궁(玄宮, 북방)의 검은 기운을 다섯 번 들이마신 다음 60번 숨쉴 시간 동안 숨을 참는다.

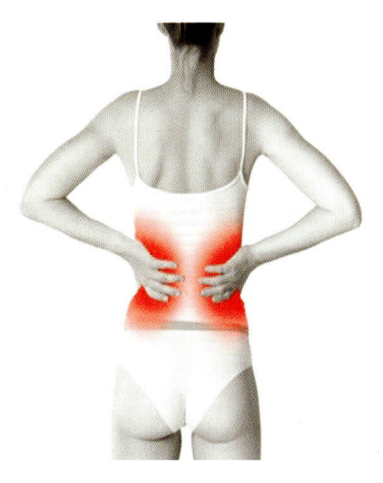

또 단정히 똑바로 앉아서 양손을 위로 들었다가 좌우 귀를 지나 옆구리로 끌어내리기를 세 번에서 다섯 번 한 다음, 손을 가슴에 대었다가 좌우로 튕기고 몸을 느슨하게 하기를 세번에서 다섯번 한다.

다음 앞뒤와 좌우로 각각 십여 번 뛰면 반드시 허리와 신장, 방광 사이에 있던 풍사(風邪)와 적취(積聚)가 없어진다.

또 밤에 자기 전에 잠자리에 앉아 다리를 펴고 옷을 풀어헤친 후 숨을 쉬지 않고 혀를 입천장에 올려붙이고 위로 보면서 항문을 오므리고 손으로 양쪽 신수혈 부위를 각각 120회 문지른다. 많이 문지를수록 좋은데 이렇게 한 다음에는 이를 마주치고 눕는다.

☞ 신장을 튼튼하게 하는 약에는 모두 23가지가 있다.

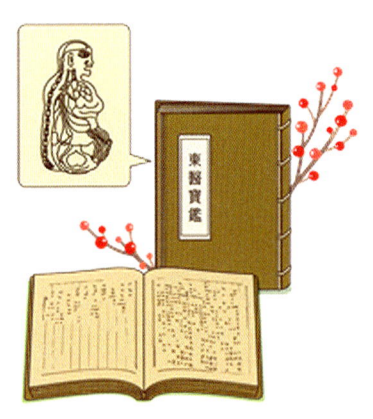

그것은 자석, 양기석, 염(소금), 토사자, 육종용, 오미자, 숙지황, 지모, 백자인, 두충, 침향, 산수유, 모려, 상표초, 복분자, 파고지, 녹용, 녹각교, 올눌제(물개의 음경), 구음경(개의 음경), 우신(소의 신장), 율(밤), 흑두(검정콩) 등이다.

신장이 좋아지는 용천혈을 자주 마사지하거나 눌러준다.

용천혈이란 발가락을 굽혔을 때 발바닥의 가장 오목한 곳에 해당되는 혈자리 이다.

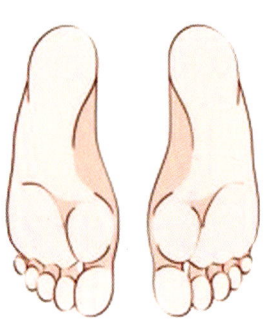

4. 신장이 하는일
5. 신장기능이 약해지면
　　나타나는 전조증상

04 신장이 하는일

첫번째 - 신장은 精을 간직하고 있다.

 여기서 精이란 두 가지 뜻을 가지고 있는데, 하나는 움직일 수 있는 능력 즉, 힘을 말하며 다른 하나는 자손을 번성시키는 생식력을 말한다.

 그러므로 남성의 정력은 신장이 주관 한다.

 남성들의 정력부족, 습관성조루, 교합하지 않고도 음담을 듣거나, 아름다운 여인을 보기만 해도 정액이 저절로 흐르는 정설(精泄) 등의 증상도 신장이 주관한다.

 방약합편에 精液化成血液-時由動脈而入腎(정액화성혈액-시유동맥이입신)이라 하였다.

 해석하면 남성이 정액은 혈액으로 만들어지며 이는 동맥을 통해 신장으로 들어간다고 했으니 신장은 정력을 주관하며 정액의 양도 조절한다.

 정액의 사전적 의미는 정제되고 아주 깨끗한 정성스럽게 정제된 가장 좋고 우수한 액으로 피를 정제해서 생명을 잉태시키는 신비한 액이다. 그러니까 세상 사람들이 흔히 말하는 단백질만의 성분이 아니다.

　이세상의 어떤 무엇이 인간의 생명을 태어나게 하는 완벽한 액체가 있겠는가?
정액은 생명을 잉태시킬 수 있을 정도로 피를 정제하고 정제해서 만들어진 완전체이며 우리들은 어떤 성분으로 되어있는지 알 수 없다.
　이 부분은 신의 영역이지 인간이 노력하여 어떤 단백질과 지방, 무기물을 합성하여 인간을 태어나게 할 수 없다.
　정액은 피를 정제하여 만들어지기 때문에 피가 부족하면 정액을 만들 수 없으며 피가 부족한 환자나 몸이 약한 사람의 정액 배출은 피를 흘리는 것과 같으므로 위험하다.
만일 피가 부족한 환자가 억지로 성행위를 한다던 지 아니면 자위행위를 하여 정액배출을 하였다면 그 환자는 병이 더 악화되고 회복이 느릴 것이다.
　왜냐면 정액을 배출하는 것은 피를 흘리는 것과 같아서 자생력이 떨어지기 때문이다.

동의보감에 나오는 정액의 중요성

　남자에 있어서 정액은 가장 귀중하면서도 매우 적으며 음양의 수양에는 정액이 보배이므로 중요한 이 보배를 고이고이 간직하여야 한다.

　여자의 몸에 들어가면 사람이 생기고 자기 몸에 간직하면 자기몸이 든든한데 이 아까운 보배를 버릴 수가 있는가.

　함부로 막 버리고 허튼 생각을 자주하면 몸이 약해지고 쉬이 늙어 제 목숨을 지키기 어렵다.

정이 그득하면 기가 충실해지고
기가 충실하면 신이 왕성해지며
신이 왕성하면 몸이 건강해지고
몸이 건강하면 병이 잘 생기지 않는다.

그리고 정액은 피로 만들어 지는데 그 사실을 모르고 정액을 많이 배출하면 죽음을 초래할 수 있다.

　그러한 사실이 정말로 존재하고 있었다.

　이 사실은 외국에서 있었던 일인데 하나의 사건은 10대 남자가 자위행위를 많이 하여 말라 죽었다는 사실과 두 번째 사건은 20대 청년이 정자은행에 일주일에 4-5

번씩 정자를 제공하다가 화장실에서 정액을 배출하려다 심장마비로 죽었다는 사실이다.

 이러한 사실을 비추어 볼 때 정액은 피로 만들어진다는 사실을 뒷받침해주고도 남음이 있다. 예를 들어 피 100cc에 정액1cc를 만들어낸다고 가정했을 때 성행위시 한번 배출하는 정액이 10cc라면 피 1000cc를 배출하는 것과 같기 때문에 어마어마한 혈액이 소모된다.

 남자의 자존심 때문에 성생할을 나이에 맞지 않게 과하게 하는 경우에는 나중에 정력이 약해지고 정액도 나오지 않는데 이것은 신장이 무리하여 신장기능이 약해졌기 때문이다.

두번째 - 신장은 성장 발육을 주관 한다.
 신장은 조혈호르몬(EPO)을 분비하여 혈액을 만드는 역할을 하고, 골수를 생성하여 관절사이의 연골과 활액막을 공급하는데 직접적인 역할을 한다.
 또 비타민D를 활성화 시켜주고 모태에 있을 임신기간 중의 성장발육도 신장의 기가 주관한다.
 신장은 출생 후 음식물에서 얻은 정기를 보충 받아 뼈

대사에 중요한 역할을 함으로서 성장과 발육을 촉진한다.

 그러므로 부모의 신장기능이 약한 상태에서 임신하게 되면 자녀도 부모의 DNA를 물려받아 신장기능이 약하게 태어나게 되는데 멘델의 유전의 법칙이 적용된다.

 자녀가 신장이 안 좋은 부모의 DNA를 물려받아 태어나면 성장하면서 신장 본연의 기능인 노폐물을 배설 시키는 작용이 약해지면 습, 열이 빠지지 않아 열이 위로 올라가 상체와 머리가 커지며 습은 땀으로 나오게 되며 키가 크지 않는다. 그러므로 부모가 키가 작으면 자녀의 신장에 주의를 기울여야 한다.

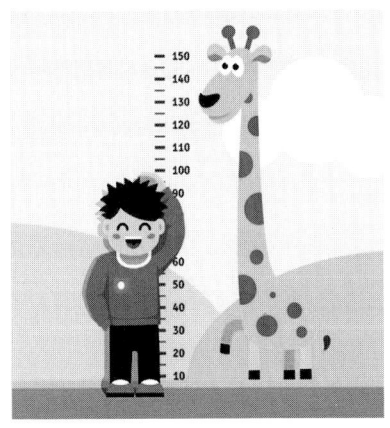

 신장기능이 약하면 나타나는 전조증상들이 있는데 청소년들에게는 발에 티눈이나 사마귀가 생기고 발에 무좀이나 땀이 많이 나며 발 냄새가 나며 성장통을 유난히 심하게 겪게 된다.

세번째 – 신장은 조혈호르몬(EPO)을 분비하여 골수를 생성하여 피를 만들고 비타민 D를 활성화 시켜 줌으로써 뼈 대사에 중요한 역할을 한다.

머리털과 손톱, 발톱이 자라듯 연골은 재생된다. 만일 재생이 안 된다면 소아 때 형성된 연골이 성장하면서 뛰놀며 운동하고 일하면 닳아져서 20세 성인이 되기 전 모든 인류가 관절염 환자가 되어 있을 것이다.

쇠로된 자동차도 20년 동안 운행했다면 부속이 다 닳아지고 노후 되어 여러 가지 부속품을 갈다가 결국 폐차 할 텐데 인간은 20년이 아니라 80년이 되어도 관절이 쌩쌩한 사람이 있는 걸 보면 연골이 재생된다는 것을 잘 보여주고 있는 사례다.

아침보다 저녁에 키가 조금 줄어드는 이유는 활동하는 낮 시간 동안 디스크가 눌려서 수핵속의 수분이 빠져나갔기 때문이다.
그러나 운동을 하거나 잠을 자면 디스크가 다시 영양분과 수분을 공급받아 재생되어 탄력을 유지하는 현상은 바로 디스크가 재생되는 사실을 증명하는 것처럼 무릎의 연골도 재생이 된다.

그럼 어떻게 무릎의 연골이 재생되는 것일까?
우리 몸의 신장은 조혈호르몬(Erythropoietin)을 분비하여 골수에서 혈액을 만드는데 중요한 역할을 하고, 골수는 관절사이의 연골과 활액막을 재생한다.
 신장이 조혈호르몬을 공급하고 비타민D를 활성화 시켜줌으로서 **뼈** 대사에 중요한 역할을 한다는 사실은 백과사전에도 나와 있다.

 위의 내용을 정리하면 신장 기능을 회복시키면 신장이 조혈호르몬을 공급하여 골수가 피를 생성하고 연골을 재생시키는데 결정적인 역할을 하고 골수의 역할은 **뼈** 내강조직으로 성인의 경우 피를 만드는 유일한 장기로 적혈구, 백혈구, 혈소판을 생성하며 골수의 줄기세포는 조골(造骨)세포와 연골(軟骨)세포를 만든다.

 신장은 조혈호르몬을 공급---골수가 피를 생성---골수의 줄기세포가 활성화되어---연골이 재생된다.

네번째 – 신장은 명문이다.

　신장은 神이 머무는 장기이므로 태아 때 가장 먼저 생기는 장기다.

　신장은 강낭콩처럼 서로 마주보고 등에 붙어 있으며 겉은 기름덩이로 덮여있고 검으며 속은 허연데 주로 정액을 저장한다. 신장 중 왼쪽신장은 水에 속하고 오른쪽 신장은 火에 속한다. 남자는 왼쪽 신장이 근본이 되고 여자는 오른쪽 신장이 근본이 된다.

　신장을 명문이라고 하는 것은 정신이 머물고 원기가 생겨나는 곳으로 남자는 여기에 정을 간직하고 여자는 여기에 자궁이 매달려 있다.

　생명은 심장이 주관하고 있는데 바로 오른쪽 신 즉, 우신이 심장을 돕는 역할을 한다고 믿고 있다.
사람은 신장의 기가 약해지면 노화가 빨라지고 큰 병이 없어도 죽게 되는데 머리털이 빠지고, 눈이 어두워지며, 치아가 빠지고, 허리가 굽는 등의 노화현상은 신장의 기능에 달려 있다.
　이러한 작용을 하는 신장에 이상이 있으면 아래 다리

에 힘이 없어 오래 서 있을 수 없고, 이빨이 저절로 빠지고, 등이 굽으며 운동이 부자유스러워 진다.

다섯번째 – 신장은 머리털과 관계가 있다.
신장의 기능이 좋고 약함은
머리털과 관계가 있다.

  신장의 기능이 왕성하면 머리털이 검고 윤택하며 신장의 기능이 약 하면 머리털이 빠지거나 빛을 잃고 백발이 빨리 온다.

여섯번째 – 신장은 잇몸, 정신을 주관하여
치매, 기억력을 주관한다.

  신장의 신수에서 골수, 척수, 치수, 뇌수를 제공한다. 신장의 신수는 뼈 속에 골수, 척추에 척수, 잇몸에 치수, 뇌에는 뇌수를 공급하여 신장이 건강하면 힘이 넘쳐흐르고 관절이 건강하여 움직임이 경쾌하다.

  잇몸에는 치수를 공급하여 잇몸이 튼튼하여 음식을 잘 섭취하고, 뇌에는 뇌수를 공급하여 정신이 맑고 명석해 진다.

신장 기능이 떨어져 신수에서 골수와 척수 공급이 더디 되면 무릎과 허리에 문제가 생기고 신수는 잇몸을 지탱해주는 치수를 공급하는데 신장기능이 약하면 치수공급이 더디되어 잇몸이 약해지며, 신장의 신수는 뇌수를 공급하는데 신장기능이 약해 뇌수 공급이 더디되면 기억력이 약해지고 정신이 혼미해져 치매가 빨리 온다.
  신장의 기능이 약해지면 기억력 장애와 치매가 빨리 온다고 학계에서 이미 밝혀진 사실이다.

  뇌수는 뇌척수액을 말하는데 쉽게 설명하면 우리 뇌를 둘러싸고 있는 액체이다.
  뇌수는 뇌에 영양을 공급하고 외부의 충격을 완충하여 뇌를 보호한다.

  뇌수는 신진대사에 의해 생긴 찌꺼기 등을 제거하며 뇌와 말초 내분비 기관 사이의 내분비 기능을 완성하는 역할도 담당하고 있다.

  뇌수는 하루에 50mg식 생성 흡수되면서 뇌실을 비롯한 소뇌를 덮고 척수를 보호하는 역할을 하여 여과 분비 과정을 통해 뇌척수액 내의 화학성분과 세포 성분을 일정하게 유지하는 역할을 한다.

　여기서 뇌척수액 내 화학 성분과 세포 성분이란 아세틸콜린을 말하며 이 물질은 신경전달을 담당하고 있다.
　그런데 아세틸콜린은 혈액으로부터 전달 받는다.

　그러므로 신장기능이 약해지면 신장이 Erythropoietin 이라는 조혈호르몬 공급이 약해져 골수에서 피를 생성하는 작용이 더디 되어 몸에 피가 부족하면 뇌 척수액이 부족하여 신경전달물질인 아세틸콜린이 적어져 기억력이 떨어지고 치매가 빨리 온다.

　최근 로이터 통신에 따르면 신장병을 앓는 사람들은 자주 인지력 장애를 보이는데 이런 경우에 신장이식 수술을 받으면 인지능력이 상당히 회복된다는 연구 결과가 밝혀졌다.
　미국 피츠버그 대학에서는 신장이식 수술을 받은 환자 37명을 대상으로 수술 전후의 인지능력을 비교해 보았는데 수술 후엔 언어습득, 언어구사력, 기억력, 집중력 테스트에서 매우 높은 수준의 지적능력 향상효과가 있는 것으로 확인되었다고 한다.

그러나 신장이식을 받지 않은 사람들에게서는 같은 기간 동안 테스트 성적 향상이 나타나지 않았다.

오히려 이들 환자들은 시간이 지날수록 테스트성적이 더 하락하는 현상을 보였다고 발표하였다.
이 발표는 신장은 골수, 척수, 치수, 뇌수를 공급한다는 이론을 뒷받침 하고 있다

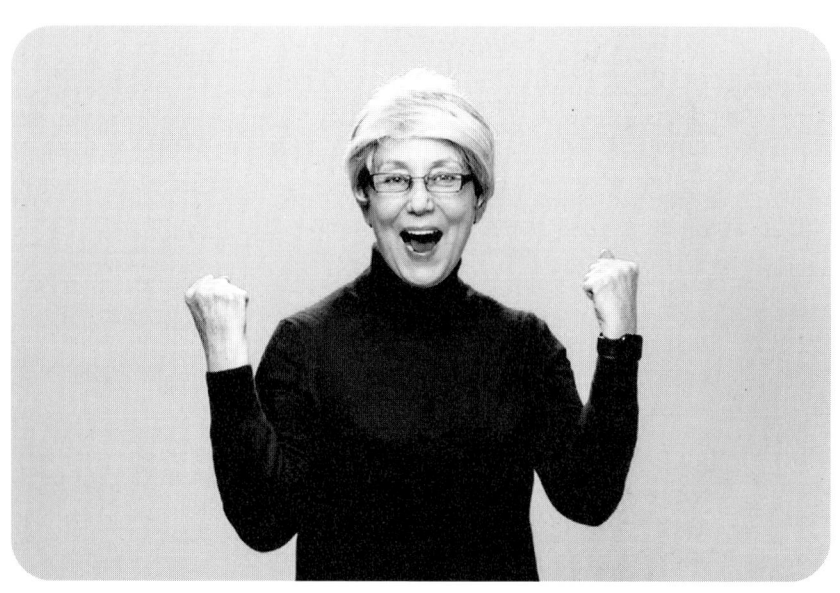

일곱번째 - 신장은 귀와 직결되어 있어
　　　　이명과 난청을 주관한다.

　신장이 약해지면 가는귀가 먹고 귀에서 소리가 나는 이명이 생기고 난청이 빨리 온다.

　이명이란 귀에서 들리는 소음에 대한 주관적인 느낌을 말한다. 즉 외부로부터 귀에 자극이 없는 상황에서 소리가 들린다고 느끼는 상태이며 자신을 괴롭히는 정도의 잡음이 느껴질 때를 이명이라 한다.

　소리는 신장은 귀와 연결되어 있어 신장이 건강하면 소리가 잘 들리는데, 만약 여러 가지 증상으로 특정한 한가지로 단정할 수 없으며 과로와 수면장애가 있을 경우 더욱 심해지고 주위가 조용한 저녁에 잠들려고 할 때 더욱 크게 들리며 신경이 예민할 때 더욱 심해진다.
　이명은 앞으로 귀가 들리지 않을 것이라는 즉 난청의 전조증상이며 이명보다 난청이 더 괴롭다.

　이명은 신장의 기능이 약한 사람이 스트레스를 받으면 간열과 심장열이 발생하는데 간열과 심장열은 위로 올라가 귀를 통해 나가며 귀를 울리면서 시작된다.

쉽게 설명하자면 옛날 한옥의 창문이나 방문에 창호지가 발라져 있었는데 창호지에 조그만 구멍이 나 있을 때 바람이 불면 그 바람이 뚫어진 구멍을 통해서 나갈 때 소리가 크게 들리는 현상과 같다.

동의보감에서는 신장과 귀의 관계를 다음과 같이 정의하였다.
신장은 듣는 것을 주관하므로 청력이 좋은지 나쁜지 보면 신장의 상태를 알 수 있다.
얼굴빛이 검고 살결이 부드러우면 신장이 작고, 살결이 거칠면 신장이 크다.

귀가 높이 올라가 있으면 신장도 높이 있고, 귀 뒤가 움푹하면 신장이 아래로 처져 있다. 귀가 든든하면 신장도 든든하고 귀가 얇고 든든하지 못하면 신장도 약하다.

여덟번째 – 신장은 몸 안의 수분을 주관한다.

부종이란 혈관 안에 있어야 할 수분이 모세혈관의 작은 구멍을 통해 혈관 밖으로 새어나와 불필요한 곳에 고여 있는 것이며 비만은 체내에 지방이 과도하게 누적되어 있는 상태로, 전체 몸무게에서 지방이 차지하는 비율이 정상보다 높은 상태를 말한다. 수분이 몸에 들어오면 대사 과정을 통해 땀이나 대소변으로 빠져나가 인체의 약 65%정도를 유지하는 것이 정상이다.

그러나 수분대사에 이상이 생겨 수분이 배설되지 못하고 혈관에서 넘쳐나 근육이 적은 조직으로 고이는 현상이 부종이다. 현실에서는 부종과 비만을 구분하지 않고 둘 다 비만이라고 하는 경향이 있다.

부종은 원인을 알 수 없는 특발성 부종이 99%이라고 하여 치료하지 못하고 그대로 방치하여 비만으로 오해 받고 있거나 관절염으로 고통 받고 있는데 부종은 몸의 비장, 폐, 신장 세 장부의 기능이상 때문이다.

비장이 하는 일은 흡수된 수분을 온몸으로 퍼지게 하고 폐는 기운을 내려 물길을 터주며 신장은 몸을 데워서 수분을 증발시키는 작용이 제 역할을 해주어야 수분대사가 원활해지는데 만일 이 장부 중 하나라도 기능이 제대로 하지 못하면 몸이 붓는다.

비유하자면 밥솥의 원리와 같다.

솥의 밥물이 끓어 수증기가 위로 올라가면 이를 솥뚜껑이 아래로 뚝뚝 떨어뜨리고 솥 밑에서는 불기가 적당히 타올라야 밥이 되는 법이다.

그런데 이세가지 조건이 충족되지 못하면 물기가 많은 밥이 되는 이치와 같다.

여성들이라면 누구나 고민거리인 특발성 부종은 소변에 이상이 있다든지, 숨이 차거나, 복수가 찬다든지 하는 다른 증상은 전혀 없고 단지 부종만 있는 것을 특발성 부종이라 하며 부종을 호소하는 여성들의 약 90%를 차지 할 정도이며
나는 물만 먹어도 살이 찐다!
오후만 되면 붓는다!
자고나면 붓는다!
진통제를 먹고 나면 붓는다!
많이 먹지 않은데도 살이 찐다! 라는 말들을 한다.

부종 때문에 혹시 신장에 문제가 있는가하여 검사하여 보지만 이상 없다는 결과가 나오기 일쑤이다.

왜냐면 신장이란 매우 미련한 장부라서 80%이상 망가지지 않으면 검사에는 나오지 않기 때문이다.

이러한 특발성 부종인 경우에는 밥솥의 원리가 적용되지 않기 때문이다.
즉 신장에서 적당히 온도를 높여주고 비장은 위에서 물기를 내려주면서 폐는 물길을 터주면 부종은 좋아진다.

부종이 오래되면 모든 관절에 영향을 준다.
부종의 종류에는 전신부종과 국소부종으로 나누는데 국소부종은 별문제가 안 되고 문제가 되는 것은 전신부종이다.

전신 부종의 원인은 전신 혈액순환장애이거나 혈중 알부민 농도감소로 인해 혈관 내 삼투압이 떨어져 전신이 붓게 된다.
부종을 호소하는 여성들은 실제로 음식을 많이 먹어 살찐 사람들도 많이 있지만 실제로는 음식은 많이 먹지 않는데도 살이 찌는 사람이 문제다.

살이 찌는 것은 지방이 늘어나는 것이고 붓는 것은 물이 고인 것이니 부종자체가 살이 되는 것은 아니지만 부종도 오래되면 살이 된다.

한곳의 부기가 오랫동안 빠지지 않으면 그곳의 혈액순환과 림프순환이 나빠지고 신진대사기능이 떨어져 서서히 지방이 축적된다.

하여간 부종으로 인한 비만은 관절염과 밀접한 관계가 있다. 왜냐면 신장, 폐, 비장의 세장부가 제 역할을 하지 못해 생긴 부종은 무릎 관절에 하중을 주어 무릎이 부담을 주게 된다.

또한 신장기능이 약하면 신장의 조혈작용이 약해 골수에서 피를 만들고 연골을 재생해주는 작용이 더디 되기 때문에 관절염 진행속도가 매우 빠르다.

아홉번째 – 혈압을 조절한다.

 혈관은 우리 몸 모든 곳에 분포되어 있는데 이때 고혈압으로 인해 혈관의 압력이 높아지면 몸 곳곳에 문제가 생기게 된다.

 특히 콩팥은 그 자체가 혈관 덩어리라고 할 만큼 동맥과 모세혈관 등이 많이 있어 더욱더 영향을 받게 된다.
 사구체는 콩팥의 구조물로 우리 몸에 필요하지 않은 노폐물을 걸러내어 소변으로 내 보내고 우리 몸에 필요한 영양소나 적혈구, 단백질이 빠져 나가지 않도록 한다.

 이때 높은 혈압으로 인해 모세혈관에 높은 압력이 미치면 사구체에 이상을 일으켜 콩팥기능에 이상을 나타내는 고혈압성 신장병이 발생한다고 서구의학은 밝히고 있지만 그것은 신장의 기능을 모르고 하는 이론이다.

 신장의 기능 중 하나는 레닌이라는 호르몬을 분비하여 혈압 조절하고 칼슘과 인 대사에 중요한 여러 가지 호르몬을 생산하고 활성화시키는 내분비 기능을 한다.

 신장은 여러 가지 호르몬의 작용에 직접적으로 영향을

받으면서도 호르몬이나 그와 관련된 물질을 직접적이나 간접적으로 생성한다. 신장에서 생성하는 호르몬 및 관련물질로는 레닌이 있는데 이는 혈압 및 유효 혈장량을 유지하는 역할을 한다.

또한 신장은 프로스타글란딘의 일부를 생성하고 생성된 프로스타글란딘은 신장 혈관을 확장시켜 혈류량을 증가시킨다.

신장으로 유입되는 혈류량이 증가되면 신장에서의 수분 배설 및 레닌 분비에 영향을 미친다.

열번째 – 신장은 대사산물 및 노폐물을 걸러서 소변으로 배출한다.

신장은 체내 대사과정의 노폐물 등 생체에 유독하고 불필요한 물질을 소변으로 배설한다.

위장관을 통하여 흡수된 영양분은 모두 간으로 들어가서 인체의 성장 및 기능을 위해 필요한 영양소로 전환이 되고 필요한 장기로 공급된다.

신체의 각 장기 및 조직에서 사용된 영양소는 다시 사용이 되기도 하고 신체에 유독한 물질은 장관이나 신장을 통해 배설된다.

신장은 영양물질의 분해로 생긴 노폐물을 배설하여 체내에 축적되는 것을 방지하는데 하수구가 막히면 찌꺼기가 쌓이듯 신장기능이 약해지면 사람은 습, 열이 쌓여 습은 체중을 늘리고 열은 간, 심장에 영향을 주어 상체가 커지고 상체에는 땀이 많다.

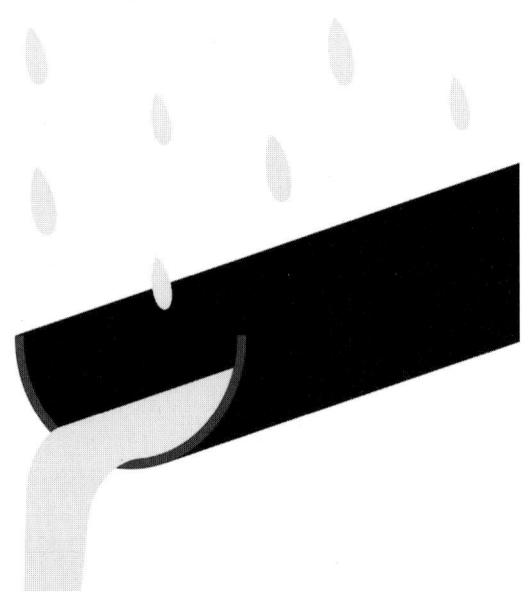

05 신장기능이 약해지면 나타나는 전조증상

　신장이란 간과 마찬가지로 침묵의 장기라 한다. 신장 기능이 거의 80%가 망가져도 검사로는 나오지 않으며 검사에는 피검사와 소변검사 두 가지가 있다.

　피검사로는 크레아틴 수치를 측정하고 소변검사로는 단백뇨나 혈뇨를 측정하는데 크레아틴 수치가 2.0mg이 넘어가면 신부전으로 진단한다.

　신부전이 되면 최대한 투석을 미루기위해 각별한 신경을 쓰기 시작하며 먹는 것에 대해 신경을 많이 쓰다가 결국은 투석을 하게 된다.

　큰비가 내리려면 개미가 이사하는 전조증상이 나타나는 것처럼 우리들은 살다가 큰 병이 나기 전에 어떤 전조증상이 나타난다.

예를들어 뇌졸중이 일어나기 전에 어지러운 증상이 나타나거나 말이 어둔하고 손발이 마비증상이 나타나는데, 신장도 나빠지면 다음과 같은 전조증상이 나타난다.

공사장에 해당되는 이야기이지만 하인리히 법칙이 있다. 결정적인 실패 전에 300번의 기분 나쁜 전조현상들이 보이며 29번의 실패가 일어난다고 한다.

건강도 마찬가지 원리다.
신장이 나빠지고 있다는 전조증상들이 많이 나타나고 있지만 우리들은 그 전조증상이 신장과 관계가 있다고 생각하지 않고 무심히 넘어간다.

예를 들어 발톱무좀이나 티눈이 생겨도 약을 먹거나 수술을 하여 없애려고 하지 그 증상이 신장과 관계가 있다고 추호도 생각하지 않는다.

그러면서 신장은 점점 나빠져 호미로 막을 것 가래로도 막지 못하는 때가 오고 만다.

신장기능이 약해지면 나타나는 전조증상

(1) 소변을 자주보거나 시원히 나오지 않는 전립선 비대가 있다.

(2) 요실금이나 방광염이 자주 생긴다.

(3) 소변에 거품이 많다.

(4) 혈뇨가 나온다.

(5) 단백뇨가 나온다.

(6) 티눈이 생긴다.

(7) 발톱무좀이 생긴다.

(8) 발에 열나고 뜨거우며 발바닥이 아픈 족저근막염이 있다.

(9) 통풍이 있다.

(10) 무지외반증이 있다.

(11) 요로결석이 있다.

(12) 몸이 붓고 체중이 빠지지 않는다.

(13) 하지정맥류가 있다.

(14) 신허요통으로 오래 누워 있으면 허리가 아프다.

(15) 고혈압이 있다.

(16) 당뇨가 20년 이상 되면 나타난다.

(17) 몸에 사마귀나 쥐젖이 생긴다.

(18) 발에 각질이 심하고 갈라 진다.

(19) 발가락이 시리고 아프고 감각이 둔해진다.

(1) 소변을 자주보거나 시원치 않는 전립선 비대가 있다.

전립선 비대증은 남성 배뇨장애로 전립선의 크기가 증가하여 배뇨를 힘들게 한다.

남성 생식기관의 일부인 전립선은 정자와 섞여 정액을 만드는 기관이며 전립선이 비대해지면서 방광 하부의 소변이 나오는 길을 막아 요도의 소변 흐름이 막히거나 감소된 상태가 된다.

전립선 비대증은 40대 이후부터 서서히 시작되어 60대에는 60-70% 정도 나타나고 70세 되면 거의 모든 남성에서 나타날 정도로 매우 흔한 질환으로 노화 때문이라고 하지만 정확하지 않다.

전립선은 소변을 방광에서 이동시키는 관을 둘러싸고 있으며 20대 전에는 전립선이 균등하게 팽창되지만 나이가 들수록 샘의 요도 옆 부위에 집중하여 비대 되는데 전립선이 점점 커지면 방광에서 소변이 나오는 흐름을 방해하므로 방광은 소변을 비우기 위해 더 힘들게 일을 해야 한다.

시간이 지나 더 악화되면 소변을 완전히 배출하는 데 문제가 생길 수 있는데 이를 전립선 비대라 한다.

전립선 비대 주요 증상

*소변줄기가 가늘고 힘이 없어지며 중간에 소변줄기가 끊어지기도 한다.
*소변을 보고나서도 시원하지 않은 느낌이 든다.
*소변볼 때 소변이 나오기 시작할 때까지 시간이 걸리거나 힘을 주어야 소변이 나온다.
*소변이 자주 마렵거나 갑자기 소변이 마렵고 참기 힘들다.
*밤에 자다가 일어나 소변을 2회 이상 보아야 한다.

동양의학적 전립선 비대

  전립선은 소변을 방광에서 이동시키는 관을 둘러싸고 있으며 20대 전에는 전립선이 균등하게 팽창되지만 나이가 들수록 샘의 요도 옆 부위에 집중하여 비대 된다.

  즉 전립선이 점점 커지면서 방광에서 소변이 나오는 흐름을 방해하므로 방광은 소변을 비우기 위해 더 힘들게 일을 해야 한다.

시간이 지나 더 악화되면 소변을 완전히 배출하는 데 문제가 생길 수 있으며 서구의학에서는 전립선 비대증의 원인을 아직 명확하게 밝히지 못하고 있다.

그러나 전립선 비대의 원인은 신장 火로 인하여 신장이 뜨거워 신장이 자주 열리기 때문이다.

신장 火로 인하여 신장이 뜨거워 신장이 열리면 소변을 방광으로 보내게 되는데 그때마다 방광은 소변을 비우기 위해 더 힘들게 일을 한다.

이를 전립선 비대라 한다.

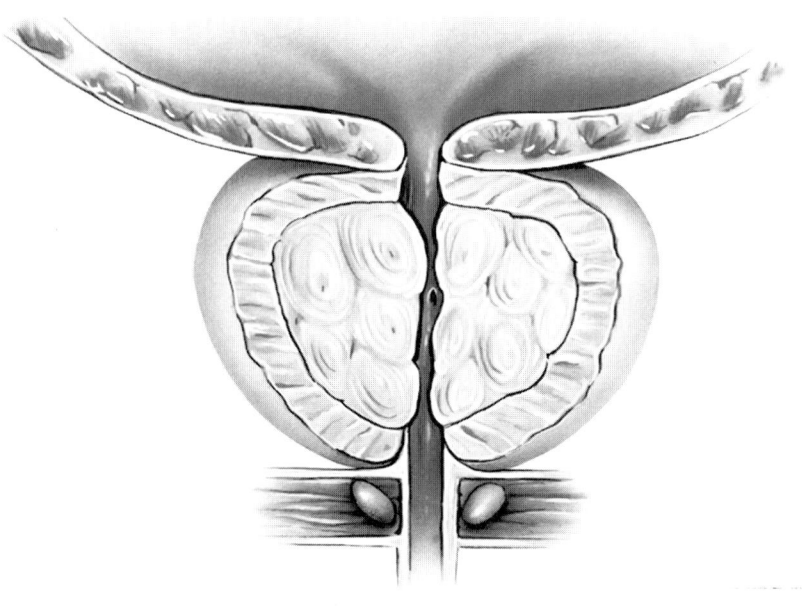

전립선 비대와 만성신부전
사례 - 김경수 (인천시 계양구)

저는 60대 중반 남성으로 저녁에 소변을 자주보아 병원에 가보니 전립선비대라 하여 약을 먹고 있으며 아울러 발톱무좀이 있었고 무릎의 통증 때문에 고생하고 있었습니다.

무릎이 아픈 것은 젊을 때부터 군대생활을 하면서 몸을 혹사한 면도 있지만 당뇨 때문에 운동을 많이 하여 그런 줄 알았습니다.

당뇨약을 복용한 기간이 20년이 되는데도 당뇨수치는 조절이 잘되는데 왠일인지 소변에 거품이 많이 나고 소변에서 냄새가 났으며 갈수록 피곤하고 살이 빠져 검사해보니 크레아틴 수치2.6 사구체여과율 67로 신부전 위험수준이라며 관리해야한다고 하여 너무 충격을 받았습니다.

그래도 아직 나이가 젊으니까 괜찮겠지 하고 평소 하던 습관대로 술도 먹고 담배도 피웠습니다.

그런데 갈수록 몸이 붓고 거품이 많이 나오며 피곤해 다시 검사해보니 크레아틴 수치가 4.9까지 올라갔다고 더 심하면 투석을 해야 하니 음식을 조심하라고 하였습니다.

아직은 젊은 나이인데 치료하지 못하면 투석을 해야 한다고 생각하니 어이가 없어 백방으로 알아보던 중 신장이 뜨거우면 발톱무좀이 생기고 전립선 비대도 생긴다는 책의 내용을 읽게 되었습니다.

처음에는 이해가 되지 않았으나 내가 발톱무좀과 전립선비대가 그냥 생기는 것이 아니라 신장이 뜨거우면 나타나는 전조증상이라는 내용이 수긍이 갔습니다.

실은 저의 발톱무좀은 30대 후반부터였으니까 꽤 오래 되었습니다. 일주일 3알씩 먹는 무좀약을 6개월을 먹어보았어도 좋아지지 않았고 그 뒤에도 시도하였지만 좋아지지 않았습니다.
생각해보니 아마 그때부터 신장은 점점 나빠진 상태에 있었는데 당뇨가 더욱 부채질 한 것 같습니다.

저는 음식으로만 관리하다가 결국에는 투석하는 삶을 선택하기 싫어 신장 화를 치료하는 요법을 실행하였는데 4개월이 지나니 소변의 거품이 없어지고 소변 자주 보는 증상도 많이 좋아져 그 후 4개월을 더 복용하니 크레아틴 수치는 정상으로 돌아왔으나 사구체여과율이 79로 아직 정상으로 돌아오지 않아 4개월을 더 복용 하여 사구체여과율 수치도 정상으로 돌아왔고 소변에서 냄새도 나지 않았으며 전립선비대증상도 완전히 좋아져 지금은 당뇨만 철저히 관리하며 건강하게 살고 있습니다.

(2)요실금이 생긴다.

요실금이란 본인의 의지와 관계없이 소변이 유출되어 속옷을 적시게 되는 현상으로 사회적 또는 위생적으로 문제를 일으킬 수 있다.

요실금은 남성보다 여성에서 발생 빈도가 높으며 우리나라 여성의 40%가 요실금을 경험한다고 한다.

요실금은 모든 연령에서 발생할 수 있으나 연령이 증가할수록 빈도가 증가한다.

요실금의 원인은 방광과 요도괄약근의 기능적 이상에 의해 나타날 수 있다.

신장에서 만들어진 소변은 요관을 통해 내려와 방광에 모이게 된다.
방광에 모이는 소변의 양은 섭취한 수분량과 땀으로 배출된 수분량에 따라 영향을 받으며 물, 음료수, 과일을 평소보다 많이 먹은 경우 그리고 여름보다 땀을 적게 흘리는 겨울에는 방광에 고이는 소변 량이 많아져 평소보다 소변을 자주 보게 된다.

방광이 소변으로 채워지면 방광은 풍선처럼 점점 부풀게 되며 소변에 의해 방광이 충분히 채워질 때까지 요도의 괄약근이 수축을 하여 소변이 새지 않도록 해 준다.

신장으로부터 내려온 소변이 방광에 충분히 고이게 되면 정상적인 사람은 방광에 배뇨를 할 만큼 소변이 충분히 채워졌다는 것을 느낄 수 있으며 소변을 보기위해 화장실에 가게 된다.

뇌에서 방광과 요도에 신호를 보내어 방광은 수축하게 하고 요도의 괄약근은 이완하게 만들어 방광에 고여 있는 소변이 완전히 배출될 수 있게 한다.

서구의학에서 밝히는 요실금의 원인

1.복합성 요실금
전체 요실금의 80-90%에 해당되며 갑작스럽게 복압이 증가할 때에 방광의 수축 없이 소변이 누출되는 현상

2.절박성 요실금
전체 요실금의 20-30%를 차지한다.
소변이 마려운 순간 강하고 급작스론 뇨의 때문에
소변이 누출되는 현상

3.혼합성 요실금
절박성 요실금과 복합성 요실금증상이
함께 존재하는 경우

4.신경인성 방광 환자에서의 요실금
뇌나 척수와 같은 중추신경계 및 말초신경계의 문제로 방광기능에 이상이 발생한 경우

동양의학적 요실금

방광은 풍선 모양의 기관으로 양 골반 부위의 중앙에 위치하여 다른 장기와 골반 뼈에 붙어있는 인대에 의해 제 위치에 고정되어 있다.

방광은 뇌가 방광에 신호를 보내서 사람이 그것을 비울 준비가 될 때까지 소변을 저장한다.
정상적인 건강한 방광은 2시간에서 5시간 동안 소변을 최대 16온스 (거의 1/2리터)까지 저장할 수 있다.

그러나 요실금의 근본원인은 신장 火로 인하여 신장이 뜨거우면 신장이 자주 열려 소변을 방광으로 자주 내보낸다.
그런데 노화로 인하여 요도괄약근과 방광의 기능이 떨어져 있을 때 신장 火로 인하여 신장이 뜨거워 소변을 방광으로 소변을 보내면 방광은 소변을 비우기 위해 더 힘들게 일을 해야 하는데 이를 요실금이라 한다.

예방

*신장의 火를 꺼주어 신장 기능을 회복시켜 준다
*케켈운동; 지속적으로 꾸준하게 골반근육 운동을 하면 골반근육이 강화되어 요실금을 예방할 수 있다.
*올바른 배뇨습관; 시간표에 따라 배뇨를 하게 되면 요실금을 줄일 수 있다.
*음식조절; 방광을 자극하는 음식의 섭취를 자제하는 것이 도움이 될 수 있다.
  방광을 자극할 수 있는 음식에는
  알콜 음료, 커피, 차, 카페인이 함유된 제품

요실금과 만성신부전
사례 - 유삼자 (대전시 유성구)

나는 슬하에 2남1녀를 두었고 다복한 가정생활을 누리고 있었습니다.

남편은 공무원으로 퇴직을 하였으므로 나오는 연금이 있었기에 현재 생활하는 데는 경제적 어려움은 없으나 아이들 출산할 때 가정환경이 좋지 않아 산후조리를 충분히 하지 못했고 또 피치 못할 사정으로 인공유산을 한 탓인지 소변을 자주보고 소변에 거품이 나오며 몸이 부어 키 162cm에 몸무게 75kg으로 체중이 많이 나간편입니다.

10년 전부터 고혈압약을 먹고 있으며 몸무게 때문이지 오래 서있거나 걷고 나면 무릎이 붓고 통증이 와 진통소염제도 먹고 있는데 더 심각한 것은 나의 의지와 상관없이 소변이 속옷을 적시는 바람에 마음대로 외출하기가 겁나고 특히 냄새 때문에 하루에 한번 꼴로 속옷을 갈아입어야 하며 특히 남편이 여행이나 가자고 하면 엄두를 내지 못하고 혼자 속으로만 앓다가 결국 치료를 하기위해 검사를 해보니 크레아틴 수치가 2.5이고 사구체여과율이 59라며 만성신부전이라고 하였습니다.

그리고 신장을 좋아지게 하는 약은 없으니 지금부터 음식 주의를 하라고만 하였습니다.
저는 지금까지 신장이 나쁘리라고는 전혀 생각지 못하고 요실금만 걱정했는데 검사결과를 듣고 얼마나 울었는지 모릅니다.

만성신부전이라는 말은 무엇이지는 몰라도 투석을 해야 된다는 말에 너무 놀랬던 것입니다.

　그러다 우연히 신장이 나쁘면 나타나는 전조 증상과 유산을 하거나 산후조리를 못하면 신장이 무리하여 신장 火가 생겨 신장이 나빠진다는 책의 내용을 읽고 충분히 이해하게 되었습니다.

　내가 산후조리를 못하였고 또 젊을 때 수술한 적이 있었는데 아마 그때부터 신장이 좋지 않아 부었던 것 같습니다.
　그런 증상이 있었는데도 나는 국가에서 해주는 검진을 하면 별 문제가 없다고 하여 그런 줄 알고 살아왔던 것인데 이제 와서 더 진행되면 투석을 해야 된다고 하여 지푸라기라도 잡을 심정으로 신장 火를 치료하는 요법에 임하게 되었습니다.

　10개월 후 크레아틴 수치는 1.3 사구체여과율은 93 정상으로 나왔으며 치료가 된 후에는 붓지도 않고 요실금 증상도 많이 좋아져 지금은 걱정 없이 살고 있습니다.

(3)소변에 거품이 많다

거품뇨는 소변에 거품이 생기는 경우를 말한다.
하지만 거품의 정도와 거품이 얼마동안 지속되는 지에 대한 객관적인 기준이 없다.

거품뇨의 증상으로는 소변을 볼 때 거품이 많이 생기고, 이 거품이 쉽게 가라앉지 않는데 서구의학에서는 신중하게 생각하지 않는다. 왜냐면 신장기능을 검사하였을 때 검사로는 나오지 않기 때문이다.

거품뇨의 원인을 다섯가지라고 하지만 거의 사구체신염으로 인한 단백뇨일 가능성이 많다.

첫번째 소변의 줄기가 셀 경우
남자가 서서 소변을 본다면 여자보다 당연히 낙차가 클 것이고 소변 물줄기의 힘에의해 변기안의 물표면장력이 변화되므로 일시적으로 거품이 지속되다가 없어진다.

두번째 요로감염이 있을 경우
요로감염에서도 열로 인해 단백뇨가 많아질 수 있다.

세번째 발열이 있을 경우
몸에 열이 있다면 곧 염증이 있다는 것이다.
즉 발열로 인해 혈류가 증가되면 신장에서 소변으로 단백뇨가 증가 한다네 번째 격렬히 운동을 하고 난 후 운동을 열심히 하여 몸의 혈류가 증가하면 신장에서 소변으로 나가는 단백뇨가 증가한다.

다섯번째 신장질환에 의한 단백뇨가 있을 경우이다.
소변에 거품뇨가 나오는 증상은 거의 고혈압과 당뇨병으로 인한 합병증으로 인하여 생긴 사구체염증 때문이다.

동양의학적 거품뇨의 원인

 일단 소변에 거품이 많이 있는 것은 신장에 염증이 진행되고 있다는 것을 보여준 증상이다.
 고혈압과 당뇨 합병증으로 사구체신염이 생기었거나 아니면 신장이 뜨거운 증상 즉 신火로 인하여 신장에 염증이 진행되어 소변에 거품이 나타나므로 즉각적인 신장 치료에 임하여야 한다.

서구의학에서는 신장기능이 만성신부전까지 이르러야 검사에 나오므로 소변에 거품이 나오면 만성신부전으로 진행된다는 표시이므로 만성신부전으로 이르기 전에 신장 火를 치료하여야 한다.

말기 만성신부전에 이르러 더 이상 견디지 못하여 투석으로 가야하는 현실은 너무 가혹하기 때문이다.

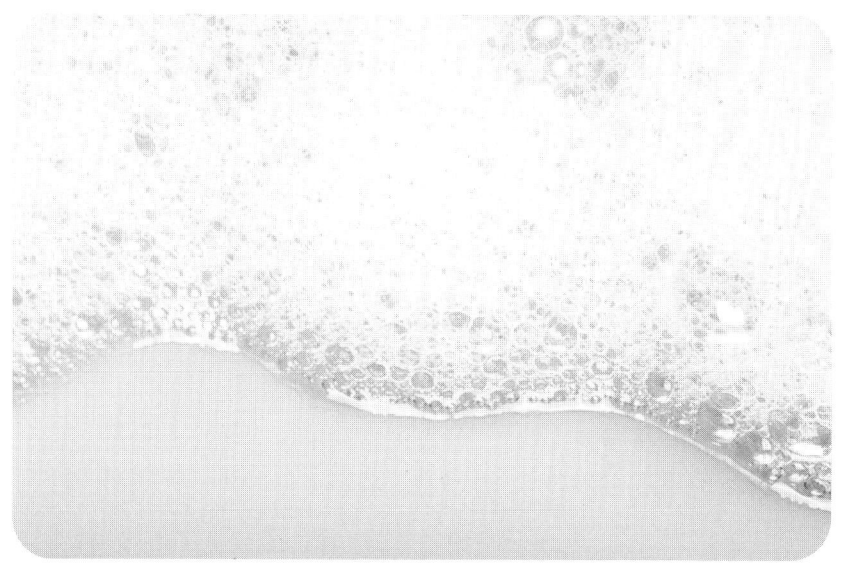

거품뇨와 만성신부전
사례 - 강영식 (성남시 수정구)

저는 직업이 건축 일을 하기 때문에 시간이 나면 회식을 많이 하였는데 회식에는 늘 술과 고기가 따라 다녀 음식을 가리지 않고 먹었습니다.

그래도 67살의 나이치고는 무릎의 통증만 빼고는 건강한 편이었습니다.

저는 40대 후반부터 무릎이 약해 심히 고생했는데 40대 후반이면 나이로는 무릎이 아프지 않을 나이인데 무릎이 아파 무척 고생하였습니다.

이대로 진행되면 틀림없이 인공관절 수술을 하겠구나 하는 생각이 들어 원인을 알려고 책을 보게 되었는데 스트레스를 많이 받거나 성행위나 자위행위를 많이 하면 신장기능이 약해져 무릎에 통증이 온다는 글이 눈에 쏙 들어 왔습니다.

그리고 신장기능이 약해지면 소변에 거품이 많이 나오고 신허요통으로 누워있으면 허리가 아파 오래 누워있지 못한다는 내용이 있었는데 저는 오래전부터 많이 누워 있으면 허리가 아파 새벽3-4시만 되면 꼭 일어나 매우 곤혹스러웠고 소변에 거품이 많이 나와 좋아지게 하려고 여러 가지 방법을 시도하여 보았는데 전혀 좋아지지 않아 포기하고 시간만 나면 회식을 자주하여 술과 여자를 가까이 했습니다.

그러다가 시간을 내서 국가에서 해주는 검사를 하게 되었는데 검사결과 크레아틴 수치가 1.8이고 사구체여과율은 68이며 단백뇨 수치는 200이 넘어가 신장이 정상이 아니라고 하였습니다.

나는 신장이 나쁠 이유가 없다고 생각했는데 스트레스를 많이 받거나 남자가 정액배출을 많이 하면 신장이 무리하여 신장에 火가 생겨 신장 기능이 떨어진다는 책 내용이 생각났습니다.

저는 젊을 때는 물론이고 나이 60살이 되도록 자위행위를 많이 했는데 이러한 여러 가지 상황들이 저를 두고 말하는 것 같아 주저 없이 신장 火를 치료하여 신장 염증을 치료하는 요법을 시작하였습니다.

　시작한지 6개월이 지나니 크레아틴 수치는 1.37로 정상으로 돌아왔고 거품도 거의 좋아졌는데 사구체여과율이 79로 아직 완전히 좋아지지 않아 4개월을 더 치료하니 사구체여과율 수치도 정상으로 돌아왔고 무릎의 통증도 완전히 좋아졌습니다.

(4)혈뇨가 나온다.
　혈뇨란 소변에서 비정상적으로 적혈구가 나오는 것으로 현미경 고배율 시야에 적어도 2~3개의 적혈구가 보이면 혈뇨로 정의 한다.

　소변이 눈으로 피가 섞여 있다는 것을 알 수 있을 정도로 붉을 경우에는 '육안적 혈뇨'라 하고 현미경에서만 식별이 가능할 경우에는 '현미경적 혈뇨'라 한다.

　혈뇨가 있다는 것은 피를 걸러 소변을 만들어 내는 신장과 방광 사이의 요로관이나 요로의 어느 부분에서 피가 나오는 것을 의미한다.

혈뇨의 주요 원인으로는 감염이나 결석, 낭종, 다낭포신 같은 해부학적 질환과 혈액응고, 혈소판 감소증 같은 혈액학적 질환. 신사구체 염증이나 전립선 비대에서 나타난다.

혈뇨를 일으킬 수 있는 원인이 많이 있지만 50세 이상의 남자에게 가장 흔한 혈뇨의 원인은 전립선비대증이다.

정상인이 특별한 이유 없이 현미경적 혈뇨가 나타날 때에는 혈뇨에 대하여 근본원인을 알아야 한다.

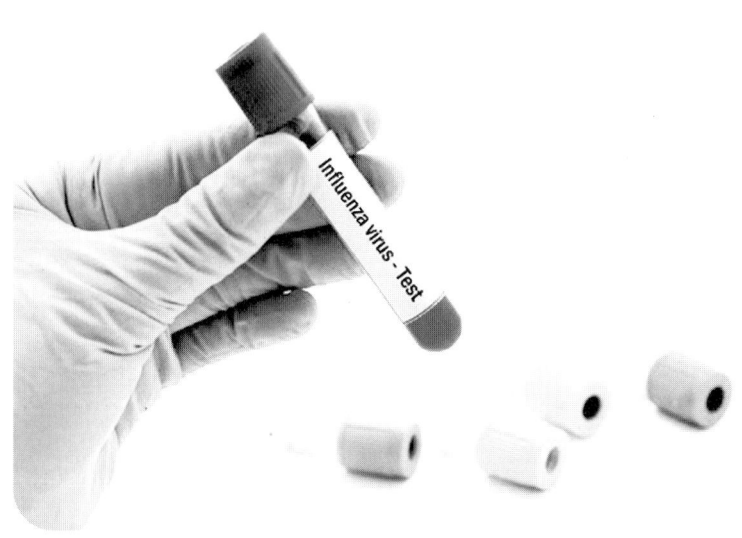

동양의학적 혈뇨의 원인

혈뇨가 생기는 근본원인은 신장의 염증 때문이다.

신장 火로 인하여 신장에 염증이 생기면 평소 육안으로 확인할 수 없지만 검사할 때는 혈뇨가 나타나는데 혹시 이상이 있나 싶어 재검하면 아무 이상이 없다 한다.

그러나 혈뇨가 나오면 우선 신장에 염증이 있음을 명심하고 서둘러 신장 火에 의한 염증을 치료해야 한다.

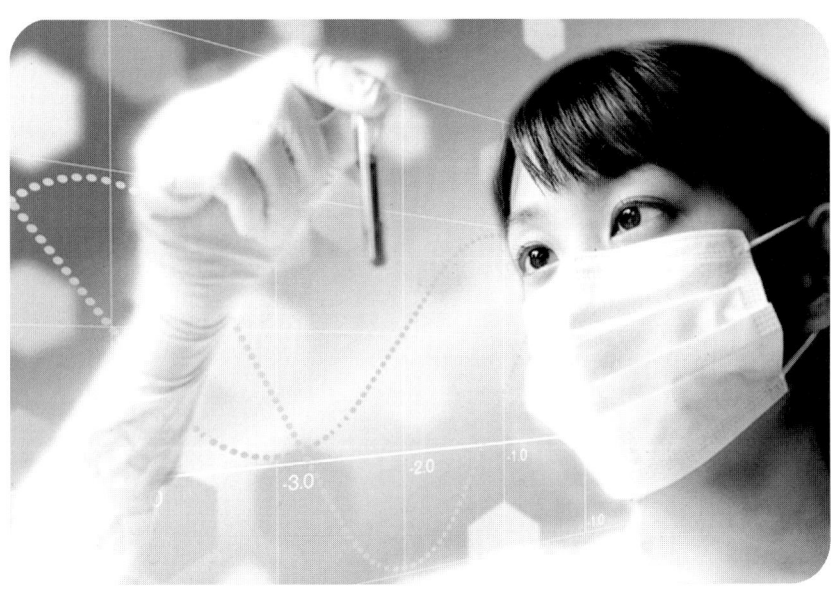

혈뇨와 만성신부전
사례 – 김성례 (남양주시 평내동)

 저는 나이가 65세된 여성으로 키는 158cm 체중68kg인데 오후가 되면 발이 붓고 매우 피곤하였습니다.
 그러다가 2년마다 정기적으로 국가에서 해주는 정기검진을 하였는데 혈뇨가 있으니 재검을 해보라고 하였습니다.

 그러나 별일 없을 거라고 무시하고 재검하지 않고 고기도 먹고 술도 먹으며 전처럼 살았습니다.
 그런데 나이 69살이 넘으니 다리가 더 붓고 소변을 자주 보며 오래 걸으면 무릎이 아팠습니다.
 그리고 소변에 거품이 많았고 피부가 가려워 연고를 발라도 좋아지지 않았으며 1층 계단만 올라 가려고해도 숨이 차 올라갈 수 없어 검사를 해보았더니 이미 만성신부전이 되어 크레아틴 수치가 2.8이고 사구체여과율은 72라고 하였습니다.
 그리고 신장이 좋아지는 약은 없으니 관리를 잘하고 검사는 2개월에 한 번씩 하라고 하였습니다.

저는 그때까지만 해도 크레아틴 숫자나 사구체여과율이란 말을 이해하지 못했는데 관리를 잘 못하면 투석을 하게 될 것이란 말에 정신이 버쩍 들었습니다.

주위에서 투석을 하는 사람들을 보아왔기 때문에 저렇게 되면 안 되겠다고 생각을 해왔는데 잘못하면 나도 투석을 해야 된다고 생각하니 앞이 캄캄했습니다.

그래서 여러 가지 방면으로 알아보던 중 소변을 자주 보고, 혈뇨나 소변에 거품이 많은 것, 무지외반증도 모두 신장 火 때문이라는 책을 읽게 되었습니다.

그러니까 신장 火에 의해 신장에 염증이 생겨서 혈뇨가 나왔는데 그것을 모르고 방치하며 음식 조심을 안 하고 살았기 때문에 신장이 계속 나빠져 이지경이 되었던 것 같습니다.

저는 철저하고 온 정신을 다해 치료에 임하였는데 4개월이 지나니 붓기가 빠지며 거품이 없어지고 8개월 후에는 무릎의 통증이 없어졌으며 10개월 후에는 크레아틴 수치도 1.2까지 내려갔고 사구체여과율도 94 가까이 올라가 치료 되었다는 판정을 받아 약을 중단하였습니다.

(5)단백뇨가 나온다 (거품뇨로 확인할 수 있다)

 단백뇨란 단백질이 소변으로 빠져나오는 경우를 말하며, 성인의 경우 정상적으로 하루에 150mg 미만의 단백질이 소변을 통해 배출된다.

 단백뇨는 육류를 갑자기 많이 섭취한 후에 일시적으로 나타나는 경우도 있지만 단백뇨가 지속될 경우에는 사구체신염, 고혈압, 당뇨병과 같은 질환에 의하여 생긴 신장병증을 생각해 보아야 한다.

 단백뇨는 소변을 볼 때 유난히 거품이 많이 생기게 되고 또한 쉽게 거품이 가라앉지 않는 증상이 발생한다.
 소변을 통해 빠져나가는 단백질의 양이 적을 때에는 별다른 증상을 느끼지 못하지만 점점 더 많은 단백질이 소변을 통해 빠져나가게 되면 체내의 단백질이 정상보다 적어지게 되고 이로 인해 발목 부위, 다리, 아침에 눈 주위가 붓는 증상이 발생하게 된다.

 흔히 20년 이상 고혈압 혹은 당뇨병이 있어 치료를 받고 있는 환자의 경우 신장이 고장 나 단백뇨가 발생할 수 있으며 신장에서 혈액을 걸러내는 사구체에 질병이 생기면 사구체신염이 되어 단백뇨가 발생할 수 있다.

  단백뇨가 확실한 경우 그 원인질환을 정확히 진단하여 치료하는 것이 중요하다.

  고혈압의 경우 철저한 혈압관리가 중요하고 당뇨병인 경우 혈당을 적극적으로 낮추는 치료가 필요하다.
또한 사구체 질환에 의한 단백뇨인 경우 각각의 사구체 질환에 대한 치료를 받아야 하지만 서구의학에서는 적절한 치료방법이 없어 식이요법을 할 뿐이다.

동양의학적 단백뇨의 원인

  단백뇨가 있으면 소변에서 거품이 많이 나오고 거품이 쉬이 가라앉지 않는 것을 보고 본인이 단백뇨임을 알아야 한다. 왜냐면 거품이 심해도 검사에는 단백뇨라고 나오지 않기 때문이다.

  단백뇨는 이미 사구체신염이 진행되고 있는데 검사에 알 수가 없다. 더 진행되어 사구체 여과율이 90 이하로 떨어지면 그 때 가서야 1기신부전이라고 하고 관리에 들어가지만 끝내는 투석뿐이다.

그리고 고혈압에 의해 만성신부전이 생기는 것이 아니라 신장의 기능이 약해지면 신장에서 분비되는 레닌이라는 호르몬 분비가 적어져 고혈압이 발생한다.

그러므로 신장이 나빠지면 나타나는 전조증상이 있을 때 철저한 신장의 火를 치료하면 고혈압도 잡고 만성신부전도 걸리지 않게 된다.
사구체신염의 근본원인도 신장 火에 의한 염증이다.
신장 火를 치료하면 거품뇨가 없어지면서 신장 사구체신염이 회복된다.

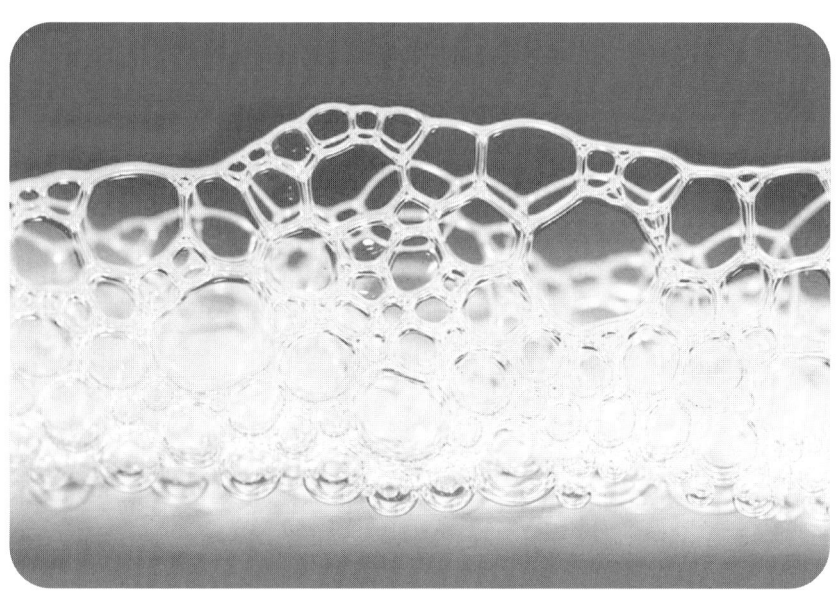

거품뇨와 만성신부전
사례 – 김창수 (오산시 부산동)

저의 나이는 76살된 남성으로 제가 약을 먹고 있는 약은 당뇨약입니다.

제가 당뇨약을 복용한 지는 거의 25년이 넘었으며 혹시 당뇨가 오래되면 혹시 합병증이 생길까봐 무척 조심하였으며 당뇨를 조절하기 위하여 하루 2시간씩 산으로 다니며 운동을 열심히 하였습니다.

그런데도 소변의 거품은 사라지지 않았으며 오후가 되면 발목 부위가 조금 붓고 소변에서 냄새는 여전하였습니다. 오래전부터 발톱무좀이 있었는데 발톱무좀약을 먹어도 좋아지지 않았습니다.

제가 운동을 열심히 한 이유는 저의 소변에서 거품이 끊이질 않아 혹시 당뇨가 호전되면 거품이 줄어들까하는 생각에서였습니다. 그런데도 거품은 좀처럼 줄어들지 아니하였습니다.

그러던 중 국가에서 2년마다 해주는 검사를 하게 되었는데 결과가 만성신부전은 아니지만 수치가 거의 신부전에 가깝다고 정밀검사를 해보라고 하였습니다.
 정밀검사 후 크레아틴 수치 1.96 사구체여과율 78 단백뇨 230 이었습니다.

 저는 이런 결과가 나오지 않기를 간절히 바라며 운동을 열심히 했는데 운동으로는 신장을 좋아지게 할 수 없었던 것입니다.
 그러니까 그물망에서 고기가 빠지듯이 내사구체에 문제가 생겨 적혈구나 단백질이 빠져나가 소변에서 거품이 나왔던 것입니다.
 그래서 그런지 고기를 먹은 날은 유난히 거품이 더 나오는 것 같았습니다.

 전에부터 만성신부전은 치료가 안 되고 잘못되면 투석을 해야 된다는 이야기를 들은 적이 있어 여러가지로 알아보던 중 책을 보게 되었는데 책내용 중에 신火가 있으면 여러 가지 나타나는 증상이 있었는데 거품뇨와 발톱무좀, 소변에서 냄새나는 것도 신火에 의하여 신장에 염증이 생기면 그러한 증상들이 나타난다고 하였는데 이러한 여러 증상들이 모두 다 나에게 해당되어 망설이지 않고 치료를 시작하게 되었습니다.

저는 초기여서 그런지 6개월 만에 거품은 완전히 없어졌고 크레아틴 수치도 1.2으로 나왔으며 사구체여과율은 98로 나와 나는 만성신부전에서 벗어날 수 있었습니다.

(6)발에 굳은살과 티눈이 생긴다

다음은 서구의학에서 정의하는 굳은살과 티눈의 설명이다.

굳은살은 반복적인 마찰이나 압력에 의해 각질층의 두께가 증가하여 생기는 질환이며 주로 손바닥이나 발바닥, 특히 관절이 돌출된 부위에 잘 발생한다.

티눈은 발바닥과 발가락에 잘 발생하는 질환이지만, 병변의 기저부는 피부 표면이고 첨단부가 피부 안쪽으로 향하며 중심부에 원뿔모양의 과다 각화된 중심핵을 형성하여 통증이나 염증을 유발하는 피부질환이다.

서구의학은 티눈은 만성적인 자극이 가해진 부위에 굳은살이 생기고 이것이 더 자라지 못하고 내부로 향하게 되면 티눈이 형성된다고 한다.

따라서 두 질환 모두 피부에 과도한 마찰이나 압력에 의해 딱딱해지는 과다 각화가 발생하지만, 굳은살은 비정상적인 압력이 넓은 지역에 걸쳐 분포하여 발생하는 것이고, 티눈은 동일한 힘이 좁은 부위에 집중되어 형성되는 것이며 중심부에 단단한 핵을 갖는다는 차이가 있다고 한다.

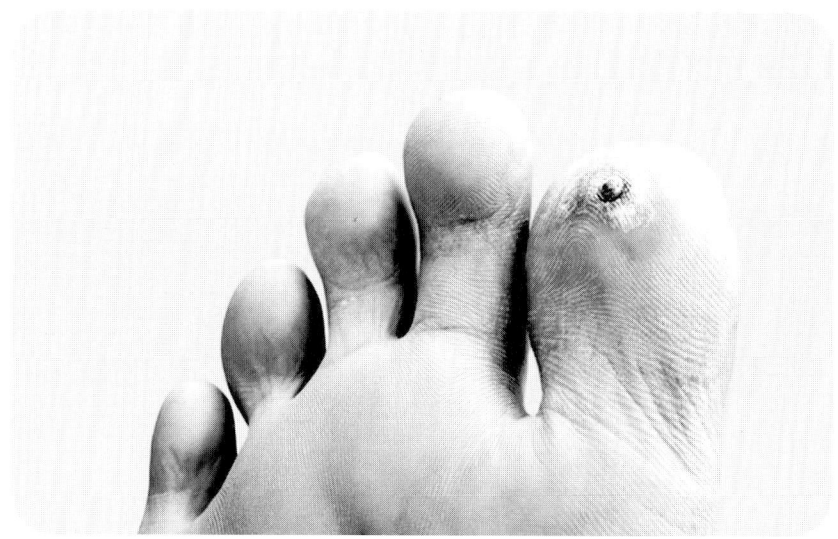

동양의학적 티눈

그런데 이러한 서구의학의 이론은 전혀 맞지 않다.

티눈이나 굳은살의 원인이 만성적인 자극이라고 하는데, 인간이라면 어느 누가 발에 자극을 주지 않는 사람이 있을까?

인간은 직립으로 서서 사는 한 누구나 발에 압력을 주고 살고 있는데 누구는 티눈이 생기고 누구는 생기지 않는 이유는 무엇일까?
더구나 굳은살과 티눈을 수술해서 파내도 다시 생기는 이유는 과연 어디에 있을까?
만성적인 자극을 주어서 티눈이 생긴다고 하는 서구의학의 이론은 전혀 이치에 맞지 않다.

그렇다면 티눈의 원인은 무엇일까?
동양의학적으로는 답이 있다.
티눈의 원인은 신장의 뜨거운 열이 발바닥을 안으로 태워가는 현상이다. 건강한 사람은 상처가 났을 때 가만히 놔두어도 자연치유 되는 것은 피가 그 상처를 자연치유 되는 원리가 적용되기 때문이다.

그러나 티눈은 신장의 火로 인해 신장에 피가 부족하면 그 상처를 밀어내지 못하고 안으로 타 들어가는 현상이다.

그러니까 신장에 피가 부족한 상태에 신장 화로 인한 신장의 뜨거운 열이 살을 안으로 태워가는 현상이 티눈이고 굳은살은 신장열이 발바닥 피부에 열이 가해지면 발바닥 피부가 열에 의한 팽창의 원리에 의해 굳어지는 현상이다.

사람들은 티눈은 꽉 쪼이는 신발을 신어서 생긴다고 생각하고 있는데 이는 매우 위험한 생각이다.

신장 화로 인하여 신장열이 밑으로 내려가 발톱을 태우면 발톱무좀이 되고 살을 태우면 티눈이 되며 엄지발가락으로 터져 나가면 통풍이 되고 엄지발가락 뼈만 튀어나가면 무지외반증이 된다.
그런데 대다수 사람들은 이러한 증상들이 신장이 나빠지면 나타나는 전조증상임을 모르고 살다가 만성신부전이 되어서야 신장의 중요성을 알게된다.

티눈과 만성신부전
사례 - 서순자 (부산시 동래구)

　저는 이제 나이 65살로 키 169cm에 체중 58kg인 여성입니다.

　음식을 많이 먹지 않은 때문인지 남이 보기에는 날씬하다고 하지만 정작 나는 늘 피곤하였습니다.
　그래도 큰 탈 없어 잘 살고 있는데 내가 고통 받고 있는 것은 발의 티눈 이었습니다.

　티눈이 교대로 나 수술하여 없애면 또 다른데서 나 거의 포기하고 살고 있었습니다.
　그런데 어느 날 열이 너무 심하고 옆구리가 아파 119를 타고 응급실에 갔습니다.

　그런데 내가 급성신우염이라 하면서 며칠 입원을 하라고 하여 입원하여 치료를 받고 퇴원했습니다.
　그 후 재발하여 한 번 더 병원에 입원을 하고는 별 탈 없이 잘살아왔습니다.

그러나 가끔씩 옆구리가 아프고 변비가 심해 늘 변비약을 먹고 살았습니다.

그런데 오후만 되면 피곤하고 어쩔 때는 어지럽기도 하였습니다.

다른 사람들은 살이 쪄서 다이어트를 한다고 난리인데 나는 갈수록 몸무게가 빠져 내가보아도 이상했습니다.

그래도 별 탈이 없어 그대로 살다가 나라에서 해주는 건강검진을 하게 되었는데 혈뇨가 있으니 재검을 해보라고 하였습니다.

그러나 저는 신우신염이 있어서 그러려니 하고 생각을 하고 재검을 하였더니 여러 가지 검사수치가 나쁘게 나왔으니 계속 주의를 하면서 치료를 해야 한다고 하였습니다. 특히 음식조심을 하고 2달에 한 번씩 검사를 하라고했습니다.

저는 저의 시어머니가 투석을 하면서 돌아가셨기 때문에 투석에 대해서 너무나 잘 알고 있었으므로 투석을 하기 전에 어떻게 하든지 치료를 해야 된다는 생각을 하고 여러 가지로 알아보던 중 티눈이란 신장 火에 의해 신장 기능이 약해지면 나타나는 전조증상이라는 글을 읽게 되었습니다.

 지금까지 티눈과 변비가 신장과 관계가 있다는 사실은 처음 접한 것 같아 믿음이 가 바로 치료를 시작하였습니다.
 시작한지 8개월이 지나니 만성신부전을 측정하는 수치들도 모두 정상이라고 하였지만 저는 티눈이 하도 지겨워 4개월을 더 복용하고 티눈도 말끔히 없어졌을 뿐만 아니라 신장이 좋아지니 살도 조금씩 찐 것 같아 기분이 매우 좋습니다.

(7)발톱무좀이 생긴다
 서구의학에서 주장하는 발톱무좀의 원인은 곰팡이 균이라고 한다.
 무좀을 일으키는 곰팡이 균은 습기가 찬 곳에서 잘 자라기 때문에 발에 땀이 많이 나거나, 목욕이나 수영 후 발을 잘 말리지 않고 양말을 꽉 끼어 신을 때 경우 발생한다고 한다.

또 날씨가 무더운 계절에 사람이 많은 목욕탕이나 수영장에서 발톱무좀 환자에게서 떨어져 나온 인설을 통하여 전염된다고 한다. 그런데 이러한 서양이론은 어딘가 석연치 않은 구석이 있다. 왜냐면 발톱무좀이 있는 식구의 양말을 신거나 발을 서로 맞대고 문질러도 발톱무좀은 옮기지 않기 때문이다.

결혼하지 않고 혼자 살아도 발톱무좀이 있는 사람이 많고 발톱무좀이 있는 남편과 30년 이상을 살았어도 발톱무좀은 걸리지 않고 살고 있는 것을 보면 발톱무좀은 옮기는 병이 아니고 자신 자체 내에서 생긴다.

또, 무좀약을 먹고 연고를 발라 깨끗이 좋아졌어도 그 다음 해에 정확히 재발하는 것을 보면 우리가 알고 있듯이 감염되는 병이 아니다.

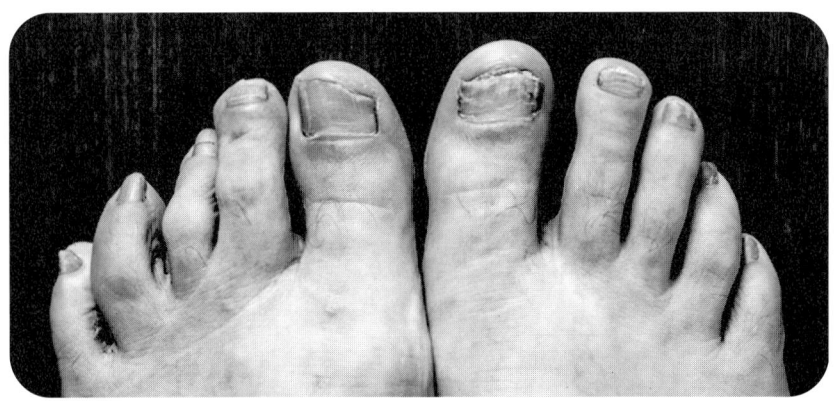

동양의학적 발톱무좀 원인

발톱무좀의 근본 원인은 간기능이 약한 상태에 신장의 열이 밑으로 내려가 발톱을 태우기 때문이며, 수포성무좀은 신장열이 밑으로 내려가 피부를 뚫고 나가면서 수포를 발생하기도하고 인설이 생기면서 가려운 증상이 나타나는 것이다.

발톱무좀을 알기위해서는 신장의 火에 대하여 알아야 하는데 火란 뜨거운 것이기에 뜨거운 것이 닿으면 모든 물체는 팽창하거나 굳거나 하면서 성질이 변하게 되는 팽창의 원리가 적용된다.

간기능이 약하면 발톱 성분인 굴루탐산, 알기닌, 시스틴 등의 분비가 적어진 상태에 신장의 열이 밑으로 내려가 발톱을 태우는 것이다.

발톱무좀이 있는 분은 간기능과 신장의 기능이 약해졌다는 전조증상임을 알아야 한다.

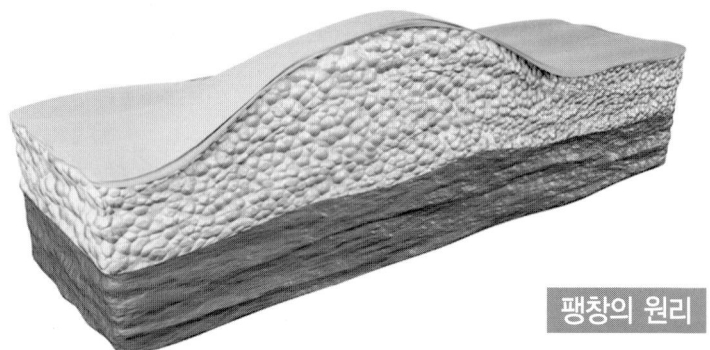

팽창의 원리

발톱무좀과 만성신부전
사례 - 김성구 (서울시 성북구)

나는 72세된 남자로 전립선비대약과 고혈압 약을 복용하고 있습니다.

그리고 발톱무좀이 생겨 발톱이 하얗게 변색되었으며 발톱이 두꺼워지고 들뜨는 증상이 나타나 젊을 때부터 발톱무좀약을 먹어도 좋아지지 않고 있었습니다.

나는 음식장사를 하면서 술도 자주 먹고 새벽까지 일을 하면서 스트레스를 많이 받았습니다.
잠도 제대로 자지 못하고 스트레스를 받게 되니 어깨통증과 허리통증이 심해 날마다 진통제를 먹다시피 했는데 어느 날 무거운 물건을 들다 허리를 삐끗하여 꼼짝 못하고 일어나지 못해 119를 타고 응급실에 실려가 검사해보니 요추4-5번 사이 추간판이 탈출되었다며 수술을 권해 어쩔 수없이 수술을 하였는데 검사결과에 신장이 좋지 않으니 정밀검사를 해보라는 권고를 받고 퇴원했습니다.

그러나 나는 지금까지 살면서 만성신부전이란 말은 처음 들어본 병명이라 별로 큰 병이 아니라고 생각했으며 크레아틴이나 사구체여과율이란 단어도 처음 들어본 말이라 무슨 의미인지 몰랐는데 더 진행되면 투석을 해야 된다는 말에 깜짝 놀랐습니다.

주위에 투석을 하는 사람 이야기를 들은 적이 있는데 고생이 이루 말 할 수없이 많다는 말이 뇌리를 떠나지 않아 다른 방도가 있을 거라 생각하고 있던 중 발톱무좀, 전립선 비대, 고혈압도 신장이 나빠지면 나타나는 전조증상이라는 책을 보게 되었습니다.

책 내용이 꼭 나를 두고 하는 것 같아 신장 火를 치료하는 요법을 시행하기로 결심하였습니다.
시행한지 4개월이 지나니 소변에 거품이 사라졌으며 오후에는 약간 부었는데 붓는 증상도 없어졌습니다.
4개월을 더 시행한 후는 발톱무좀은 물론 전립선 비대가 좋아져 검사를 해보니 만성신부전에 해당하는 수치가 정상으로 돌아왔는데 크레아틴 수치1.15 사구체여과율 94 였습니다.

(8) 발에 열나고 뜨거우며
발바닥이 아픈 족저근막염이 있다.

족저근막염이란 발바닥이나 발뒤꿈치에 통증을 일으키는 질환이다.

서구의학에서 밝히는 족저근막염의 원인은 장시간 오래 서 있었다거나 운동을 과도하게 해서 발에 압력이 증가했거나, 최근 체중이 증가하여 발바닥에 하중을 많이 주었거나, 서양오목발이나 평발이 있으면 더 쉽게 발병한다고 한다.

좀 더 자세히 말하자면 족저근막은 발의 아치를 유지하고 발바닥이 받는 충격을 흡수하는 역할을 하는데 이 족저근막에 반복적으로 미세한 손상이 일어나면서 염증이 발생하는 것이다.

족저근막염의 증상은 보통 서서히 발생하며, 특징적으로 아침에 일어난 직후 처음 몇 발자국을 걸을 때 심한 통증을 호소하는데 병이 진행되면 오래 걷거나 운동을 한 후에도 통증이 발생한다.

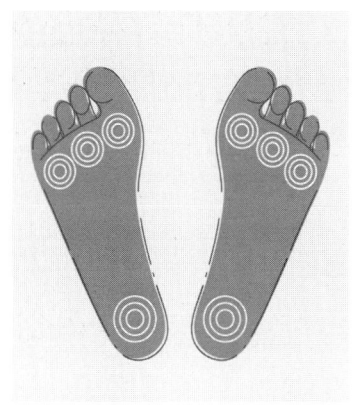
증상이 심한 경우에는 발바닥이 뜨거워 벽에다 발바닥을 대고 자기도 하고 찬물에 담그고 발을 식히기도 하며 신발을 신고 오래 서있거나 오래 걸으면 발바닥이 아파 더 이상 견딜 수 없는 경우도 있다.

동양의학적 족저근막염

 서양의학에서 말하는 족저근막염의 원인이 장시간 오래 서 있었다거나, 운동을 과도하게 하였다거나, 체중이 증가하여 발바닥에 하중을 많이 주었다고 해서 발병하는 것이라면 축구선수나 체중이 많이 나가는 씨름선수들 모두가 족저근막염 환자여야 될 것이다.

 그러나 족저근막염의 근본적인 원인은 신장의 火다. 즉 신장이 뜨거우면 그 뜨거운 열이 발바닥으로 내려가 발바닥을 뜨겁게 하고 더욱 진행되면 아프게 된다.

보통 물질이 열에 닿으면 딱딱해지고 굳어지는 성질처럼 신장의 열로 인하여 발바닥이 딱딱하고 굳어지는 느낌을 통증으로 여긴다.

열이 물체에 닿으면 팽창의 원리가 적용되어 물질이 타서 없어지거나, 커지거나, 굳거나, 단단해지거나 한다.

그러므로 지속적인 신장의 열이 족저근막을 히팅시키면 족저근막이 처음에는 뜨겁고 열이 나다가 다음에는 아프게 된다.

서구의학적으로는 족저근막염을 치료할 의약품은 없고 체외충격요법이나 진통소염제를 복용하는 방법뿐이다.

그러나 근본적인 치료방법은 신장의 火를 꺼주어야 한다. 화병(火病)이란 심장에만 적용되는 것이 아니라 간과 신장에도 적용된다.

신장의 火 때문에 족저근막염이 발생하므로 신장의 火를 꺼주는 요법을 시행하면 족저근막염은 치유된다.

족저근막염과 만성신부전
사례 - 김민아 (화성시 기안동)

　현재 나는 55세로 지금도 중소기업 경리로 근무하고 있습니다.

　비교적 젊은 나이인 25세에 고등학교를 졸업하고 입사하여 한 회사에서만 30년째 근무하고 있으며 그사이 아들, 딸, 남매를 두어 잘살고 있으나 나이에 비해 아픈 곳이 많습니다.

　고혈압 약을 먹고 있으며 아침에 일어나면 발바닥이 아파 첫걸음을 걷기 힘들고 또 회사에 출근하여 정신없이 다니다 퇴근하여 집에 오면 발바닥이 뜨거워 찬물에 담그고 식혀야 할 정도였습니다.

　지금의 남편과 5년간 사귀다 결혼하였기 때문에 연애기간 중 원치 않은 임신을 하여 인공중절수술을 하게 되었고 그때마다 적절한 휴식을 취하지 못하고 출근한 적이 있었는데 하루 종일 일하고 퇴근하면 몸이 붓고 소변을 자주 보며 무릎과 허리가 아파 그때마다 진통제를 복용하고 견디며 지금까지 지내왔습니다.

 관절이 아프면 진통제를 복용하며 견딜 수 있었는데 발바닥이 아픈 것은 진통제로는 통하지 않아 검사해보니 족저근막염이라 하였습니다. 그래서 체외충격요법으로 시술을 받고 약을 복용하게 되었습니다.

 그런데 갈수록 몸이 붓고 소변에서 거품이 심하며 냄새가 나 검사를 해보니 아직은 만성신부전으로 볼 수 없으나 더 진행되면 만성신부전이 될 수 있는 수치가 나왔다며 신장이 좋아지는 약은 없으니 고혈압 관리를 잘하고 음식도 조절하라고 하였습니다.

 막상 관리를 하려고하니 무엇부터 해야 할지 막막하여 그냥 일상대로 살 수밖에 없었는데 몸이 갈수록 붓고 힘이 없어 회사에도 결근하는 날이 잦으니 사장님이 책을 주며 읽어보라고 하셨습니다.
 책 내용 중에는 내가 왜 신장이 나빠졌는지에 대하여 자세하게 나와 있었습니다.

나는 그길로 신장 火를 치료하는 요법을 시행하였는데 시행한지 6개월 후에는 몸이 붓지 않았으며 발바닥이 뜨겁고 아픈 증상이 좋아지고 소변에서 거품도 나오지 않았으며 냄새도 나지 않아 4개월을 더 복용하고 검사해보니 크레아틴 수치 1.12 사구체여과율 102로 나왔으며 다른 모든 수치도 다 정상 이었습니다.

(9) 통풍이 있다.

　통풍 환자에서는 혈액 내 요산이 지나치게 많아서 이것이 결정체로 변하고, 이 요산 결정체가 관절 내에 침착하여 염증을 유발하게 된다.

　대개의 통풍 환자들은 혈액 내에 요산이 정상치 이상으로 높은, 소위 고요산(高尿酸)혈증을 가지고 있다.

　통풍은 고요산혈증이 심할수록, 또 기간이 오래될수록 발병할 가능성이 높아지며 통풍 환자는 여자보다는 남자가 많고 대개 첫 발작은 30~40세에서 많이 나타나는데 왜? 고요산 혈증이 되는지 근본원인은 아직 밝혀진 것이 없다.

서구의학의 관점에서 통풍에 사용되는 약은

첫째. 신속하게 통증을 가라 안치는 약으로는 진통소염제나 스테로이드를 사용한다.

그러나 단기간의 사용은 괜찮지만 장기간 사용할 경우 그에 따른 합병증은 이루 말할 수 없이 크다.

둘째. 요산수치를 낮추는 요산강하제는 요산배설 촉진제와 요산생성 억제제 두 가지 종류다.

요산배설 촉진제는 요산치를 떨어뜨리는 효과는 높지만 요산이 한꺼번에 소변으로 배설되는 바람에 요로에 요산염 결정이 생기는 요로결석이 생기기 쉬운 단점이 있다.

요산생성 억제제는 체내 요산 생성을 억제하는 약으로 알로푸리놀이 있으며 장기간 복용 시 부작용으로 간기능장애가 있으며 신부전환자가 복용하면 증상이 악화된다.

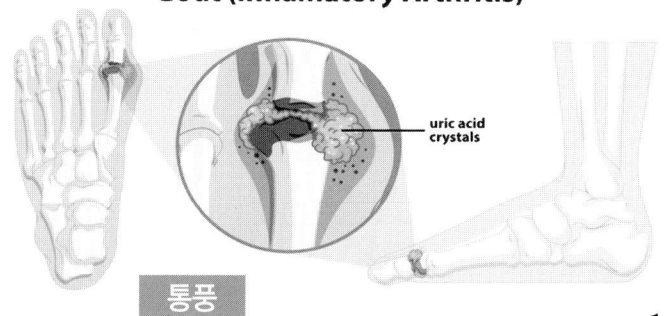

동양의학적 통풍

서구의학이 정의하는 통풍이란 우리몸 안에서 요산이 과도하게 생산되고 이를 신장에서 제대로 걸러내지 못하여 생기는 질환이라고 한다.

통풍의 완전치료는 서구의학으로는 없고 신속하게 통증을 가라앉히는 진통소염제나 요산생성억제제 뿐이다.

BC 400년경에 히포크라테스는 거세한 남성과 생리를 하는 여성은 통풍에 걸리지 않고 남성도 사춘기 이후부터 생긴다고 하였다.

건강보험 통계에 따르면 30대 남성에게 통풍 발생 비율은 여성의 22배 많은 것으로 나타 났는데 하필이면 왜? 30-40대 남성에게 통풍환자가 훨씬 많을까?

사실을 곰곰이 유추해보면 30-40대 남성들이 성생활을 활발히 하여 정액을 많이 배출하고 또 술도 많이 마시기 때문이다.

그러니까 사춘기 전 청소년이나 나이 먹은 노인들에게는 통풍 환자가 적은 이유이다.

결론적으로 신장기능이 약한 남성이 무리하게 정액배출을 하며 술이나 퓨린이 함유된 음식을 먹게 되면 통풍이 발생할 확률이 높다.

그렇다면 정액배출과 통풍과는 무슨 연관성이 있을까? 정액은 혈액을 정제해서 만들어지는 것이므로 과도한 성행위와 자위행위로 인한 정액배출은 정액양보다 몇 십 배 많은 피를 흘리는 것과 같으므로 신장은 그 피를 만들어 내기위해 무리를 하게 되면 신장에 火가 발생한다.

신장이 무리를 한다는 말을 이해하기 쉽게 설명하자면 100M를 힘차게 달리면 심장이 자주 뛰면서 얼굴로 열이 오르는 것을 느낄 수 있는 것처럼 정액을 많이 배출하면 신장은 그에 해당하는 피를 만들기 위해 무리하게 작동하게 되는데 그때 신장 열이 발생하게 된다.

그러므로 신장기능이 약한 사람이 정액을 필요이상으로 배출하면 신장이 무리하여 열이 발생하고 그 열이 발쪽으로 내려가 뼈를 뚫고 나가면 그게 통풍이 되고 뼈만 튀어나가는 것은 무지외반이다.

통풍이 유전이라고 하는데 통풍이라는 병이 유전되는 것이 아니라 태어날 때 신장이 뜨거운 피의 DNA를 물려받았기 때문이다.

신장에 火를 갖고 태어난 사람이 신장이 무리하는 일을 하게 되거나 퓨린이 함유된 음식을 많이 섭취하게 되면 신장의 뜨거운 열이 통풍을 일으키게 된다.

통풍과 만성신부전
사례-장만석 (대구시 서구 평리동)

저는 나이 63세 남자로 식당업을 하고 있는데 열심히 한 덕분에 영업이 잘 되었습니다.

저는 두주불사(斗酒不辭)형이어서 어떤 손님이 권해도 술을 마다하지 않았으며 술을 권한 분들에겐 꼭 그만한 대접을 하였기에 그것도 한몫해서인지 손님들이 많았습니다.

그러한 날들이 계속되다 보니 날마다 술과 고기를 먹게 되었습니다.

그래서 그런지 체중도 과체중이고 고혈압이 있었으며 발톱무좀이 있었고 소변을 자주 보는 전립선 비대가 있었으며 상체로는 땀이 많아 남들이 보기에는 건강한 듯 보였지만 나는 하루하루 죽을 맛이었는데 그 이유는 무릎과 허리의 통증 때문이었습니다.

그렇게 지내는 어느 날, 발가락이 붓고 심한 통증으로 한순간도 견딜 수 없어 혼자 걷지 못하고 부축을 받으며 병원에 가보니 검사 후 통풍이라며 통풍약과 진통소염제를 먹게 되었습니다.
그렇게 약을 먹은 세월이 거의 3년이 지나고 나니 소변에 거품이 나고 냄새가 심하며 발목 위가 부었습니다.
그래도 특별히 아픈 데가 없어 잘 살고 있다가 국가에서 해주는 검진을 하였는데 만성신부전이라며 정밀검사를 하라고 하였습니다.

검사결과 크레아틴 수치 2.91 사구체여과율54 단백뇨 230으로 만성신부전이라 하였습니다.
그리고 신장을 좋아지게 하는 약은 없으니 고혈압을 잘 조절하고 음식조심을 하라고만 하였습니다.

저는 그때 까지만 해도 만성신부전이 그렇게 무서운 병인 줄은 모르고 저의 생활패턴은 변하지 않고 그대로 이어졌습니다.

그런데 점점 몸이 붓고 숨이 차며 걷는 것도 힘이 들었으며 피부가 가렵고 너무 무기력하고 피곤이 몰려와 도저히 견디기 힘들어 다시 검사보니 만성신부전 3기라며 투석을 준비하여야 한다고 하였습니다.
 저는 그때서야 정신을 차리고 장사는 집사람에게 맡기고 저의 병을 치료하기 위해 다각도로 알아보았는데 친구 하나가 신장에 관한 책을 주어 읽어보니 그동안 내가 신장에 대하여 너무 몰랐던 같았습니다.

저는 지금도 늦지 않았다고 생각하고 철저히 음식조절을 하면서 신장火을 치료하는데 모든 정성을 다 쏟았습니다.

치료한지 1년6개월이 지난 후 크레아틴 수치 1.32 사구체여과율 91.9로 나와 만성신부전에서 벗어나 투석하지 않고 기적처럼 다시 살아날 수 있었습니다.

10) 무지외반증이 있다

 무지외반증이란 엄지발가락의 뼈가 바깥쪽으로 치우치는 관절질환을 말한다.

 서구의학에서 말하는 무지외반증의 원인은 정확하지는 않지만 여성들이 굽이 높고 신발 앞이 뾰족한 하이힐을 장시간 신기 때문이라고 한다.

 또 더 진행되면 발바닥 앞쪽에 굳은살이 생기고 무릎, 허리의 통증까지 생긴다고 한다.

서구의학의 유일한 치료방법은 수술이다.
 엄지발가락의 휜 정도가 심하거나 검지, 중지까지 휘어졌거나 힘줄관절에 이상이 생겼으면 수술을 고려해야 하며, 수술은 변형된 뼈를 제자리로 돌려주는 방식으로 진행된다.

무지외반증

동양의학적 무지외반증

서구의학이 주장하는 것처럼 만일 무지외반증의 원인이 하이힐이 높은 구두를 신어서 그렇다면 대부분 여성들이 다 무지외반증 환자일 것이다.

그러나 무지외반증의 근본적인 원인은 신장의 火 때문이다.

신장은 조혈호르몬을 공급해 피를 만드는 장부로서 신수를 공급하고 신수는 골수. 척수. 치수. 뇌수를 공급한다.

골수는 무릎관절을. 척수는 척추를. 치수는 잇몸을. 뇌수는 뇌를 주관한다.

臍下痛屬腎(제하통속신) 신장은 소변. 생식계통. 허리. 무릎. 고관절. 발목. 발가락까지 주관한다는 뜻이다.

그런데 신장이란 미련한 장기인지라 신장의 기능이 80-90%이상 망가질 때까지 모르고 살다가 만성신부전으로 투석을 할 즈음에야 심각성을 알게 되는데 이때는 이미 현대의학으로는 치료할 수 없고 투석을 기다릴 뿐이다.

지진이 일어나기 전 전조증상이 일어나듯 신장기능이 나빠지면 소변을 자주보고, 소변에 거품이 있고, 혈뇨나 단백뇨가 나오고, 발톱무좀이나 티눈이 나타나고, 통풍이나 요로결석이 있고, 하지정맥류가 있으며 무지외반증이 생기는데 이 전조증상이 있을 때 신장이 나쁘다는 것을 알아야한다.

 신장기능이 나빠진다는 것은 신장에 火가 있기 때문이다.
 신화(腎火)란 신장에 열이 있다는 뜻이고 신장 열이 더 많아지면 뜨거워지고 염증(炎症)이 생긴다.

 신장 열은 하체로 나가는데 엄지발가락으로 뼈를 뚫고 나가면 통풍이고, 신장의 열이 발가락으로 나가며 뼈가 튀어나오는 증상이 무지외반증이다.

무지외반증과 만성신부전
사례 - 나연희 (천안시 동남구)

나는 55세로 천안에서 제법 큰 마트를 운영하고 있는 여성입니다.

마트정리는 직원들에게 맡겨도 계산대만큼은 남편과 번갈아 가면서 맡기 때문에 오래 서있는 시간이 많았습니다.

40대 초반부터 오래 서있으면 발바닥이 뜨겁고 아프며 무릎과 허리의 통증으로 매일 병원에 다니다시피 했습니다.

그러나 주사 맞고 약 먹을 때 잠시만 괜찮지 시간이 지나면 무릎, 허리의 통증은 물론 하이힐을 신지 않았는데도 불구하고 엄지발가락이 튀어나와 아프기 시작했으며 엄지 쪽으로 휘어져 보기가 흉할 뿐만 아니라 헐렁한 슬리퍼를 신어야 편하지 꽉 쪼이고 예쁜 신발은 통증 때문에 엄두를 내지 못했는데 나는 오랫동안 서 있어서 그런 줄 알고 신경 쓰지 않았습니다.

그런데 날이 갈수록 몸이 붓고 고혈압이 생겨 고혈압 약과 무릎의 통증 때문에 진통소염제를 날마다 먹었습니다. 그런데 날이 갈수록 소변에서 거품이 많이 나오고 소변에서 냄새가 많이 났는데도 그러려니 하고 신경 쓰지 않았습니다.

그런데 몸이 부어서 몸무게가 자꾸 늘어나고 무릎이 더 아프며 피곤해서 한 두 시간도 서있기 힘들었으며 자꾸 어지러웠습니다.

그러다가 정기건강검진을 하게 되었는데 신장이 나쁘니 신장 정밀검사를 해 보라고 하였습니다.

검사결과 거의 신장 기능이 30%정도뿐 남지 않았다고 하면서 음식을 조절하면서 관리를 잘 하라고 하였습니다. 그렇지 않으면 만성신부전으로 투석을 해야 된다고 하였습니다.

아직 나이도 젊은데 투석을 해야 된다고 생각하니 오만가지 생각이 나면서 두려워 아무 일도 못하고 식음을 전폐하다시피 하고 있으니 남편이 신장에 대한 글이 적혀진 책을 읽어보라고 하였습니다.

책을 읽어보니 그동안 신장이 나빠서 나타나는 전조증상들이 엄청 많았는데 내가 모르고 그냥 지내왔다는 회한이 앞서 지금이라도 빨리 신장 火에 의한 염증을 치료하기로 결심하였습니다.

8개월이 지나니 첫째는 붓기가 빠지고, 소변에서 거품이 없어졌으며 냄새가 나지 않았고 무릎 통증도 없어졌습니다. 그후 6개월을 더 치료하니 크레아틴수치1.24, 사구체여과율94, 단백뇨도 모두 정상이라고 하였습니다.

11) 요로결석이 있다

요로결석이란 소변이 만들어져 수송, 저장, 배설되는 길에 돌이 생긴 것을 말한다.

결석은 신장결석과 요관결석으로 나누며 요관결석을 통상 요로결석이이라 한다.

서구의학에서는 소화과정 중 요산 또는 칼슘 등 여러 물질이 소변으로 적절히 배출되지 못하고 콩팥에 묵혀져 있다가 크게 결정화 되어 요관을 틀어막기 때문이라고 하는데 정확한 원인은 아니라고 한다.

보통 음식을 짜게 먹으며 수분 섭취를 잘 안하거나 칼슘과 비타민D를 과다 섭취하는 것이 원인이라고 하지만 적확한 원인을 밝히지 못하고 있다.

증상으로는 단순히 노폐물이 커져서 소변 배출구가 막혀있는 상태에 불과한 질병이기 때문에 생명에 직접적인 위협이 되지 않지만 다른 병보다 기가 막히게 뛰어난 것이 하나 있다면 그것은 극심한 통증이다.

출산의 고통과 비견될 지경이라고 하고 어쩌면 더 심하다고 한다.
대다수 환자들은 요도에 불로 달궈진 쇠꼬쟁이를 쑤셔 넣는 작열통을 능가하는 고통을 느꼈다고 한다. 요로결석으로 판단되면 꼭 구급차를 불러 타고 가야한다.

직접 접수를 하게 되면 더 급한 응급환자들이 있을 경우 순위가 밀려 병원 대기실에서 극심한 통증으로 지옥을 체험하게 될 수 있기 때문이다.

결석의 크기가 직경 4mm를 넘느냐 아니냐로 소변을 통한 자연배출 가능성이 결정되는데 4mm가 넘을 경우 배가 찢어지는 고통을 체험할 수 있다.

그 이유는 결정모양이 둥그스름한 돌 모양이 아니라 깨진 칼날 조각 수 십 개가 녹아서 엉겨 붙어 있는 형태이기 때문이다.

동양의학적 요로결석

서구의학이 주장하는 이론대로 칼슘과 비타민 디를 과다 섭취하는 사람이나 짜게 먹고 수분섭취를 적게 하는 사람이 요로결석에 걸린다면 얼마다 많은 요로결석환자가 많을지 상상이 안 간다.

서구의학에서 칼슘과 비타민 D가 원인이라고 하는 것은 신장 기능이 약하면 신장에서 칼슘과 비타민 D 대사기능을 못한다는 사실을 간과하기 때문이다.

요로결석이란 소변이 배설 되는 과정에서 돌이 생긴 것인데 요로결석의 근본원인은 신장의 火다.

신장 火로 인해 신장이 뜨거우면 그 뜨거운 열이 소변을 지속적이고 장기간 계속 히팅 시키면 소변이 점점 굳게 되고 더 시간이 흐르면 딱딱하게 굳어 돌이 된다.

신장 火로 인하여 신장이 뜨거우면 신장의 뜨거운 열이 요관이나 신장의 소변을 계속적으로 열을 가하게 되면 액체가 변하여 고체가 되는 응고 현상이다.

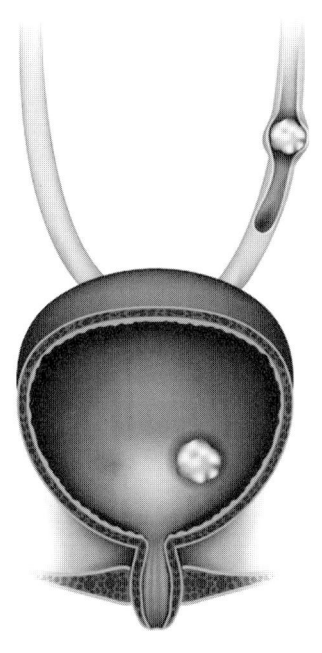
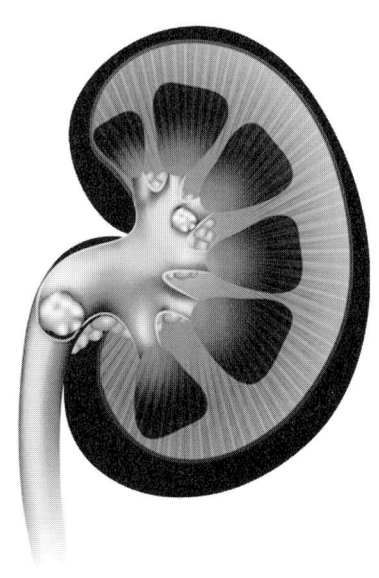

요로결석과 만성신부전
사례 - 주연광 (안양시 동안구)

나는 67세 남자로 소변을 자주 보며 무릎에서 소리가 나고 발톱무좀이 있으며 소변에서 거품이 나고 먹는 약으로는 고혈압 약을 먹고 있습니다.

나는 광고 하는 일을 10년째 하고 있으며 아침에 차를 타고 광고 업주들을 찾아다니면 저녁 무렵에나 끝나는 일이므로 차를 타고 있는 시간이 많았는데 그래서 그러는 것인지 소변을 자주 보며 소변이 시원치 않고 따끔거리는 통증도 함께 나타나 처음에는 전립선비대증인줄 알았습니다. 그러다가 정기검사를 하였는데 혈뇨가 비친다며 정밀검사를 해보라는 권고를 받았지만 전혀 개의치 않았습니다.

그러던 어느 날 새벽5시에 허리가 끊어질 것 같고 칼로 에이는 듯한 심한 통증과 구토증상으로 119를 불러 대학병원응급실에 실려 갔습니다.

여러 과정을 거친 검사결과는 요로결석이라 하여 체외충격요법으로 시술을 하고 퇴원했는데 한번 시술하면 끝나는 줄 알았던 요로결석이 2년 간격으로 재발해 2번의 시술을 더하고 검사를 했는데 신장기능이 좋지 않다는 검사결과를 받았습니다.

그때까지만 해도 요로결석을 치료하면 신장도 좋아질 것으로 알고 살았는데 소변 거품은 점점 심해지고 발목 위가 붓고 피곤해서 오후에는 일을 하지 못했습니다.

그런데 갈수록 안색이 창백해지고 빈혈과 붓기가 더 심해져 검사해보니 이미 만성신부전 4기라며 투석을 준비하라고 하였습니다. 저는 그때야 부랴부랴 어떻게 해보려고 허둥대었지만 신장을 치료할 수 있는 서구의학은 없다고 하였습니다.

그러나 그러한 상황에서도 저는 희망적인 생각을 하면서 치료의 길이 있을 것이라고 생각하고 여러 가지 방법을 알아보았습니다.

그 중에 한 가지가 신장 火로 인한 염증을 치료하는 요법 이었습니다.

결과적으로 저는 거의 2년여를 치료하였는데 크레아틴 수치 1.35 사구체여과율 93으로 나와 기적적으로 다시 살아났고 검사 결과도 거의 정상이라고 하였습니다.

(12)몸이 붓고 체중이 빠지지 않는다

여성들이라면 한번쯤 부종 때문에 괴로운 경험이 있을 것이다.

부종이란 혈관 안에 있어야 할 수분이 모세혈관의 작은 구멍을 통해 혈관 밖으로 새어나와 불필요한 곳에 고여 있는 것이다.

수분이 몸에 들어오면 대사 과정을 통해 땀이나 대소변으로 빠져나가 인체의 약 65%정도를 유지하는 것이 정상이다. 그러나 수분대사에 이상이 생겨 수분이 배설되지 못하고 혈관에서 넘쳐나 조직의 한 곳에 고이는 현상이 부종으로 눈꺼풀이나 발등과 같이 피부가 얇고 근육이 적은 곳에 잘 생긴다 부종은 부종의 원인을 알지 못하는 특발성 부종이 99%라고 할 수 있는데 그 원인을 알 수 없다고 한다.

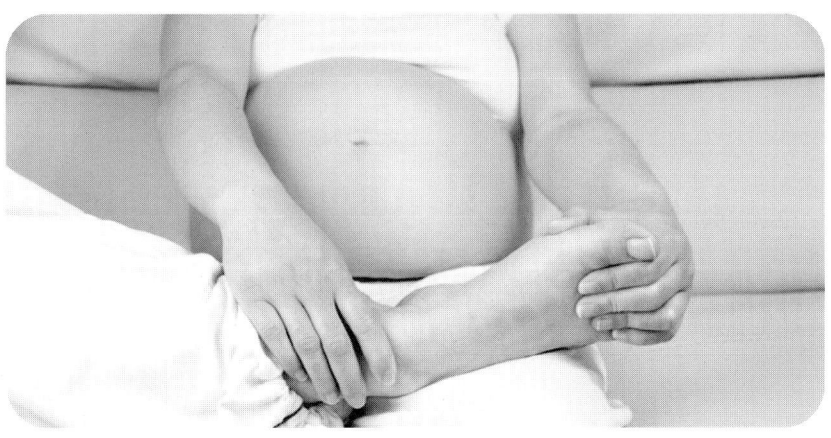

동양의학적 부종

 서구의학에서는 부종의 원인을 모른다고 하지만 부종은 몸의 비장, 폐, 신장 세 장기의 기능이상 때문이다.

 비장은 흡수된 수분을 온몸으로 퍼지게 하고, 폐는 기운을 내려 물길을 터주며, 신장은 몸을 데워서 수분을 증발시키는 작용이 제 역할을 해주어야 수분대사가 원활해지는데 만일 이 장부 중 하나라도 기능이 제대로 하지 못하면 몸이 붓는다.

비유하자면 밥솥의 원리와 같다.
 솥의 밥물이 끓어 수증기가 위로 올라가면, 이를 솥뚜껑이 아래로 뚝뚝 떨어뜨리고, 솥 밑에서는 불기가 적당히 타올라야 밥이 되는 법인데 만일 이세가지 조건이 충족되지 못하면 물기가 많은 밥이 되는 이치와 같다.

 신장의 작용 중 몸에 불필요한 노폐물을 빼내는 하수구 작용이 있는데 신장의 火로 인하여 신장에 염증이 생기면 신장 본연의 기능인 수분대사를 하는 기능이 약해지게 된다.

그렇게 되면 노폐물이 빠지지 못하여 습과 열이 몸에 쌓이게 되는데, 습은 체중을 늘리고 열은 땀으로 나오게 된다. 신장은 미련한 장기인지라 신장 내 사구체의 기능이 80-90%정도 손상되어야 검사로 나타나며 대개 크레아틴수치로 신장기능이 결정된다.

 정상 크레아틴 수치는 0.7-1.4mg/dl이하이며 2.0mg/dl이 넘으면 신부전 3기에 해당된다.

 이러한 수치가 나올지라도 생명에는 문제가 없으며 사구체가 손상되면 재흡수를 하는 작용이 떨어져 노폐물, 즉 습과 열이 몸에 축적되어 몸이 붓는다.
하여 신장을 회복하지 않고는 부종은 줄지 않으며 체중 또한 줄지 않는다.

부종과 만성신부전
사례 - 정영순 (인천시 동구)

 저는 나이 68세에 키160cm에 체중80kg으로 고생하고 있는 여성입니다.

 저는 오후가 되면 발에 양말을 신은 양말 테가 깊게 나고 부은데 누르면 쏙들어가 나오지 않았으며 많이 먹지 않아도 해년마다 몸무게가 늘어나 비만도 고민이었고 또 무릎과 허리의 고통 때문에 문제가 심각해 늘 진통소염제와 고혈압약도 먹고 살았습니다.

 그런데 검사를 해보면 아직 신장은 문제가 없다고 했습니다. 그런데 저는 평소 소변을 자주보고 발톱무좀이 있었으며 발뒤꿈치의 각질이 매우 심했는데 이러한 증상은 누구나 있는 것으로 알았지 심각하게 생각하지 않았습니다.

 오로지 몸무게를 뺄려고 다이어트만 생각했지 다른 생각은 해보지 않았습니다.

 그런데 어느 때부터 소변에 거품이 많이 나오고, 냄새가 심했으며, 어지럽고, 피부 가려움증이 생겼으며, 붓기가 갈수록 심해 다시 검사를 해보니 크레아틴 수치가 2.82 사구체여과율 67로 만성신부전이라며 음식조심을 하라고 했습니다.

저는 만성신부전이 무엇인지는 몰라도 투석을 해야 한다고 하니 겁도 나고 힘이 더 빠져 아무것도 하지 못하고 두문불출하고 울기만 했습니다.

그러다가 전에 관절염 때문에 사두었던 책을 보게 되었는데 거기에 신장에 관해 자세하게 나왔습니다.

저는 그 책에 나와 있는 내용 중에 신장이 나빠지면 나타나는 전조증상들이 많이 있었는데 거의 해당되었습니다.

저는 살아야겠다는 일념으로 주위의 반대에도 불구하고 내 고집대로 신장 火를 치료하는 요법을 시행하였습니다.

4개월이 지나니 부종이 빠지고 소변에 거품이 없어지면서 냄새도 완전히 없어져 신장이 좋아진다는 확신이 들었습니다. 그래서 4개월을 더 먹으니 고혈압도 정상으로 돌아왔고 어지럽고 피부 가려운 증상들이 없어져 4개월을 더 복용하고 검사해보니 크레아틴과 사구체여과율 수치가 좋아져 만성신부전에서 완전 회복 되었습니다.

(13)하지정맥류가 있다

하지정정맥류는 다리의 혈액순환 장애로 발생하는 대표적 질환이다.

하지정맥류는 초기에 가느다란 붉은 혈관과 푸른 혈관이 거미줄처럼 엉켜 있다가 심해지면 혈관이 뱀처럼 구불구불하게 엉켜있는 모양으로 나타난다.

피부위로 도드라진 굵은 혈관은 미관상 좋지 않고 다양한 통증을 동반한다.

일반적인 증상으로 한쪽다리에 피로감이 들거나 이유 없이 멍이 잘 들고 무릎과 종아리, 발목부위가 쥐어짜는 듯한 통증이 느껴지면 하지정맥류일 가능성이 높다.

서구의학적 원인은 정확하지는 않고 굽이 높은 구두를 신고 오래 서있거나 하체에 하중을 주는 물건을 들고 오랫동안 노동을 하면 생긴다고 하나 정확한 원인을 밝혀내지 못하고 있다.

하지정맥류는 정맥계의 혈액순환장애로 일어나는 질환이다.

정맥 내부에는 혈액의 흐름을 심장 쪽으로 일정하게 흐르도록 돕는 역할을 하는 판막이 있는데 오래서서 일하거나 오래 앉아 있으면 다리에 압력이 높아져 정맥내벽이 늘어나 판막이 손상되어 생긴다고 한다.

그렇게 되면 정맥에서 흐르는 혈액이 심장으로 올라가지 못하고 역류하여 혈관이 부풀거나 늘어나 피부 밖으로 비쳐 보이는데 이를 하지 정맥류라고 한다.

오래서서 근무해야 하는 직업군에서 하지 정맥류의 발병이 높은 편인데 장시간 같은 자세로 서 있거나 앉아있는 경우 다리 쪽으로 정맥혈액이 모이고 정맥압의 상승으로 인하여 발, 발목, 장단지 조직에 수분이 축적되어서 다리 부종과 통증이 생기게 된다.

동양의학적 하지정맥류

서구 의학에서 밝히는 하지정맥류의 원인은 수긍할 수 없다.

그 이유는 많은 사람들 거의 대다수가 하루 종일 책상에 앉아있거나 서서 일하는 사람들이 많은데 이런 이유로 하지 정맥류가 생긴다면 국민 대다수가 하지정맥류일 것이다.

하지정맥류의 근본원인은 혈관이 수축하면 근육이 경직되고 심장으로 돌아가야 할 혈액이 혈액순환이 원활하지 못해 종아리나 허벅지의 정맥혈관에 머물러 나타난다. 여기서 혈액순환장애의 원인은 간과 신장의 문제 때문이다.

간은 피를 저장하였다가 정맥으로 일정하게 공급하는데 스트레스로 생긴 간열로 인하여 간의 기. 혈이 뭉치면 일정하게 피를 공급하지 못한 상태가 된다.
간의 피가 정맥에 충분한 공급하지 못한 상태에 신장 火로 인한 신장 열이 밑으로 내려가며 혈관을 부풀게 하는데 이것이 하지정맥류이다.

동양의학의 필독서 황제내경에 의하면 臍下痛屬腎이라 하였는데 해석하면 신장은 배꼽 밑 무릎, 허리, 발목, 발가락에 작용한다고 하였고 서양의학의 백과사전에는 신장은 조혈호르몬을 공급하여 골수에서 피를 만드는데 결정적인 역할을 하므로 신장이 간을 돕지 못해 간에 피가 부족한 상태에 신장 火로 인한 열이 있으면 하지정맥류가 생긴다.

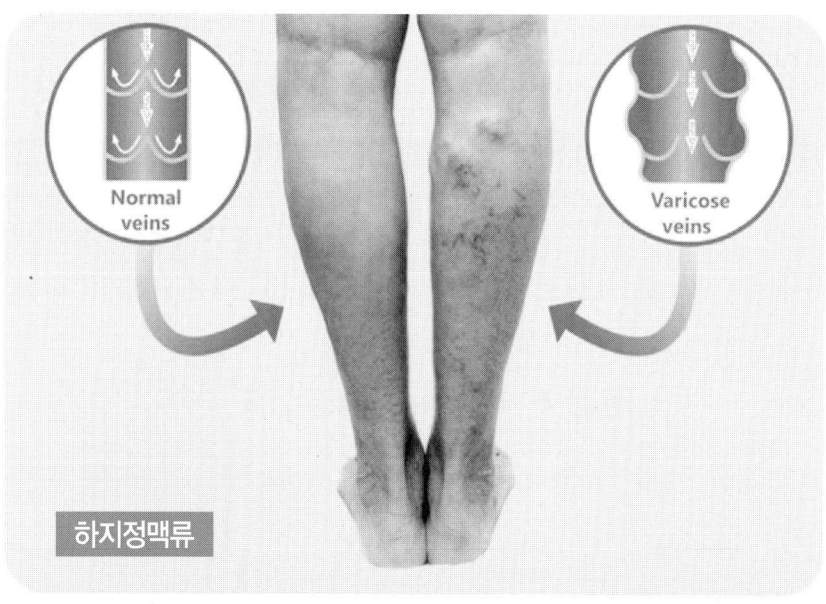

하지정맥류와 만성신부전
사례 - 나성숙 (서울시 서초구)

나는 61세 여성으로 식당을 운영하면서 주방, 홀, 계산대까지 혼자 관리하며 하루 내내 서서 일합니다.

본태성고혈압이 있고 발톱무좀이 있었으며 소변을 자주 보고 발바닥에 각질이 많았으며 어깨를 짓누르는 통증과 눈에 충혈이 잦았으며 허리에도 통증이 있었으나 일이 많아 피곤해서 그러는 줄 알고 참고 살았습니다.

그 와중에 장단지가 댕기고 아프며 거미줄처럼 가느다란 혈관이 나타났다가 포도송이처럼 부풀어 올라 더 이상 서서 일할 수 없어 검사해보니 하지정맥류라 하여 수술하게 되었습니다.

그런데 하지정맥류를 수술하였다고 끝나는 것이 아니라 평소 아픈 다른 증상들은 더 심해졌습니다.
갈수록 더 피곤해지고 몸이 부으며 고혈압이 조절되지 않았고 소변에 거품이 많이 나왔으며 소변에서 냄새가 매우 심해 검사해보니 초기 만성신부전이라며 음식조절을 잘하고 두달에 한번씩 검사를 하라고 하였습니다.

만성신부전이란 말은 무슨 말인지 잘 모르고 치료하면 되겠지 하면서 일상대로 살았습니다.
그런데 치료할 수 있는 약은 없고 더 진행되면 투석한다고 하는 말이 늘 내 마음을 짓눌렀습니다.
그래서 그 후부터 신장에 좋다고 하면 여러 가지 방법을 시도하여 보다가 우연히 신장이 나빠지면 신장 火로 인하여 전조증상이 나타난다는 내용을 읽어보고 내가 아픈 원인을 알게 되었습니다.
알고 보니 신장이 나쁘다는 신호를 진즉부터 보냈는데 내가 모르고 지내왔던 것입니다.

그래서 나는 주위의 반대에도 불구하고 내가 생각하는 대로 주저 없이 신장 火를 치료하는 요법을 진행하였는데 내 믿음대로 신장이 좋아져 6개월 후에는 붓기와 거품이 없어졌으나 하지정맥류가 좋아지지 않아 6개월을 더 시행하였는데 더이상 하지정맥류는 생기지않았고, 어깨통증과 눈의 충혈도 없어져 검사해보았더니 모든 수치가 정상이라고 하였습니다.

(14) 신허요통으로 오래 누워 있으면 허리가 아프다.

요통은 척추의 수핵이 빠져나와 섬유테를 건드려서 나타나는 통증이 대부분이지만 척추디스크 때문이 아니고 척추의 병과 관계없이 나타나는 통증이 신허요통이다.

무릎과 허리는 신장(콩팥)에 속하므로 노화, 과도한 성관계. 과로 등으로 인해 신장의 기능이 약해지면 허리가 약해지고 통증이 생기기 쉽다. 그러므로 무거운 것을 들어 올리거나 밀다가 끔뻑해서 생기는 요통도 신장의 기가 허약한 사람에게 잘 생긴다.

신허요통은 엑스레이(X-RAY), 엠알아이(MRI) 검사상에서 나타나는 것이 아닌데다 디스크로 판명이 되지 않기 때문에 시간이 지날수록 증상이 더욱 악화될 가능성이 높다.

여자들도 마찬가지로 산후조리를 잘못하였거나, 신장이 튼튼하지 못한 경우, 인공유산 등을 자주 한 여자들에게서 많이 발생한다.

나이를 먹어가며 특별한 원인 없이 과로 후에 어김없이 허리가 아프다가 쉬어야 통증이 줄어든다면 신장의 기능이 약해졌다고 볼 수 있다.

신장의 기능이 떨어져서 통증이 계속되는 현상을 '신허요통(腎虛腰痛)'이라 한다. 특히 아침에 일어날 때 허리가 뻐근하고 통증 때문에 오래 누워있지 못하고 일어나야 하며 심하면 무릎이 시큰거리고 통증이 온다.

신장기능이 약해지면 우선 하초의 양기가 부족해지고, 스태미나가 부족해지며, 무릎이 약해지고, 허리 신경과 근육을 비롯해 뼈까지 약해지며, 배뇨에 문제가 있고, 성욕이 떨어진다.

동양의학적 신허요통

우리 몸에 허리가 약하거나 아프면 성생활은 물론이고 서서 일하기 힘들고 또한 오래 앉아서 운전하거나 근무하기도 힘들다. 또한 다리의 힘도 약지고 오래 걷거나 뛰는 것도 어렵다.

臍下痛屬腎[제하통속신]이라 했으므로 허리부터 발가락까지 신장이 주관한다.

신허요통(腎虛腰痛)이란 글자그대로 신장이 허해서 나타나는 요통을 말한다.

신장이 허하다는 것은 신장기능이 약하다는 뜻이니 신장기능을 회복하여야 한다.

신장기능만 강화하는 한방요법이 있고 신화(腎火)현상 즉 신장의 열을 꺼주는 한방요법이 있다.

축구에서 미들필드가 강해야 경기를 잘 풀어나갈 수 있듯이 신장이 건강해야 관절은 물론이고 사는 날까지 건강을 유지할 수 있다.

그러므로 신장기능이 약하여 나타나는 전조증상을 미리 알고 대처하면 요통으로 고생하지 않는다.

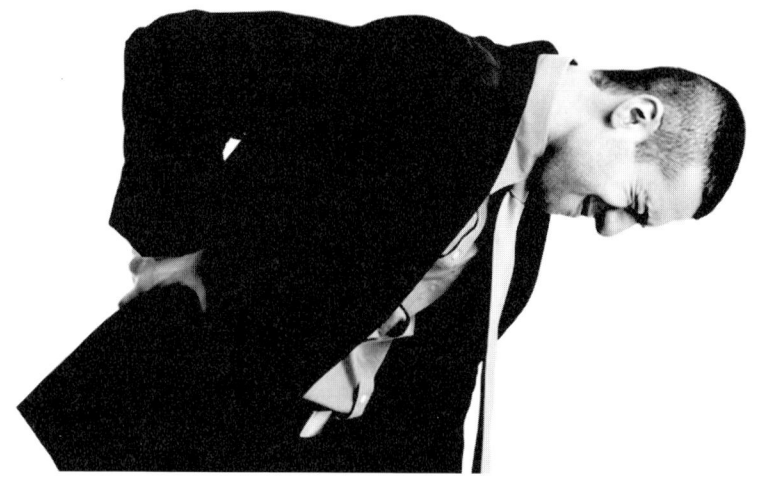

신허요통과 만성신부전
사례 - 김철성 (안산시 상록구)

　나는 67세 남성으로 키173cm에 체중70kg으로 평소 운동도 잘하고 몸도 건강해 남이 보기에는 아프지 않을 것 같지만 정작 나는 남다른 고통으로 고생하고 있었는데 그건 바로 신허요통 이었습니다.

　나는 고혈압이 있으며 소변을 자주보고 무릎이 약하며 발에 각질이 생기고 나이에 비해 정력이 약한 것 외에는 아픈 데가 없어 전혀 약도 먹지 않고 있지만 운동하거나 걸을 때면 허리가 전혀 아프지 않다가 피곤하여 빨리 자거나 늦게 잠자리에 들어도 어김없이 새벽 3시가 되면 허리가 아파 일어나야 하는 증상에 너무 고통스러워 검사해보니 검사에는 아무런 이상이 없다고 하며 진통소염제를 처방해주어 먹어 보았으나 아무런 효과가 없었습니다.

　특히 부부관계를 한 날에는 더욱 심하여 일어나 한참을 허리를 움직이는 운동을 한 다음 다시 자곤했습니다.

병명도 나오지 않고 원인을 모르기 때문에 계속 진통소염제를 먹고 견딜 수밖에 없었는데 어느 때부터 소변에 거품이 많이 나고 냄새가 많이 났으며 소변을 자주 보는 전립선비대가 있고 발톱무좀이 생겨 다시 검사해 보니 크레아틴과 사구체여과율 수치가 안 좋으니 음식 조심을 하라고만 했습니다.

그러나 나는 이러한 증상들은 누구나 있는 것이라고 생각했지 신장과 관련이 있는 줄은 전혀 몰라 평상시대로 술도 먹고 담배도 피우면서 살았습니다.
그런데 신허요통은 갈수록 심해지고 소변에 거품이 심해져 자꾸 신경이 쓰였습니다.
언뜻 듣기에 단백뇨가 있으면 소변에서 거품이 난다는 이야기를 들은 적이 있었기에 거품뇨를 볼 때마다 마음이 편지 않았습니다.

그러던 중 신허요통에 관한 책을 읽게 되었는데 내가 겪고 있는 여러 가지 증상들이 모두 다 신장 火에 의한 염증으로 그대로 방치하면 만성신부전에 갈 확률이 높다고 한 지적이 마음에 와 닿았습니다.

특히 신허요통, 고혈압, 전립선 비대, 발톱무좀, 소변에 거품이 나는 것도 다 신장 火에 의한 염증 때문이라고 하니 신장이 나쁘다는 생각이 들어 치료에 임하였습니다.

그 후 8개월 치료를 하니 아침 늦게까지 누워서 잠을 잘 수가 있었고 부부관계를 해도 허리가 아프지 않았으며 소변에 거품도 완전히 좋아졌고 발톱무좀, 전립선 비대도 좋아져 신장이 회복된 것을 확실히 느낄 수 있었습니다.

(15)고혈압이 있다

최고혈압이란 심장이 피를 쥐어짤 때 측정되는 혈압이고, 최저혈압은 심장이 이완되어 혈액을 받아들일 때의 측정치를 의미한다.

120/80이란?
수축기 때 120 mmHg, 이완기 때 80mmHg란 뜻이다.

그렇다면 혈압이 얼마 이상일 때 고혈압이라고 부를까?

세계보건기구(WHO)에 의하면 최고혈압 140, 최저혈압 90을 넘기면 고혈압이라고 정의했는데 최근에는 최고혈압 125, 최저혈압 85를 넘는 경우 고혈압 이라고 해 관리를 하고 있다.

고혈압은 원인은 수많은 상황이 고혈압을 발생시키기 때문에 잘 모르는 경우가 많다.

원인이 명백한 고혈압을 속벌성고혈압 즉 2차성 고혈압이라 하고 원인을 모르는 고혈압을 본태성 고혈압 혹은 일차성 고혈압이라고 한다.

전체 고혈압 중 본태성 고혈압의 비율이 90-95%에 달한다. 원인은 잘 모르지만 본태성 고혈압은 다음 요인들과 관계가 있다고 추정된다.

첫번째는 유전이다.

오래 전부터 고혈압의 발생에는 유전요인이 중요하다고 간주되어 왔으며. 고혈압 때문에 병원에 가면 "가족 중에 고혈압이 있나요?"를 꼭 묻는 건, 그 경우 유전에 의한 고혈압으로 쉽사리 진단을 내릴 수 있기 때문이다.

실제로 여러 연구들이 유전과 고혈압이 상관관계가 있다는 결론을 내리고 있다.
구체적으로 어느 유전자가 고혈압에 관여하는지는 아직 밝혀진 바가 없다.

두번째는 환경이다.
짜게 먹으면 고혈압에 걸린다고 하나 정확하지 않다.
이밖에 비만과 술, 스트레스 등이 고혈압과 연관이 있다고 한다.

고혈압으로 인한 합병증은 심장질환과 만성신부전이다. 심장은 평소 혈관으로 혈액을 보내야 하는데, 혈관의 압력이 높으면 심장이 혈액을 내보내는 게 힘이든다.
그 결과 심장이 더 일을 많이 하면 심장의 벽이 두꺼워지는데 심장이 계속 그렇게 일만 하면 지쳐서 쓰러진다.
그게 바로 심부전이다.

그밖에 심장이 산소를 많이 쓰다 보니 협심증이 오고, 이로 인한 심근경색으로 사망하기도 한다.
그외 합병증으로는 고혈압에 의한 만성신부전이다.

동양의학적 고혈압

서양의학에서 주장하는 것처럼 고혈압에 의하여 만성 신부전이 오는 것이 아니라 신장 때문에 고혈압이 온다.

신장질환이 있는 환자들의 대부분은 혈압이 높아 많은 환자들이 투석을 하기 전부터 고혈압치료제를 복용하고 있는 것을 보아도 고혈압에 의해 신부전이 생기는 것이 아니다.

즉 신장 火로 생긴 신장 염증으로 인하여 신장에서 분비되는 레닌이라는 호르몬 조절을 하지 못하면 고혈압이 생긴다.

신장 火로 인하여 신장에 염증이 생기면 나오지 말아야 할 단백질과 혈액이 소변으로 나오며, 결국 신부전으로 이행된다.

신장에서 분비되는 레닌은 안지오텐신II(angiotensinII)라는 화합물로 변하는데, 이것은 동맥의 근육에 작용해 혈압을 올리는 강력한 혈압상승제이다.

그러니 안지오텐신 II를 만들지 못하도록 하는 레닌을 조절하면 고혈압을 치료할 수 있는데 그것은 신장 火에 의한 염증(炎症)을 치료하면 가능하다.

그런데 역설적으로 소변을 빼서 혈압을 조절하기 위해 이뇨제가 함유된 혈압약을 복용하게 되면 인위적으로 소변에 칼륨이 빠져나가 체내에 칼륨이 고갈된다.
그리하여 심장병이 생기거나 뇌졸중이 생기는 등 여러 가지 합병증을 유발하게 된다.

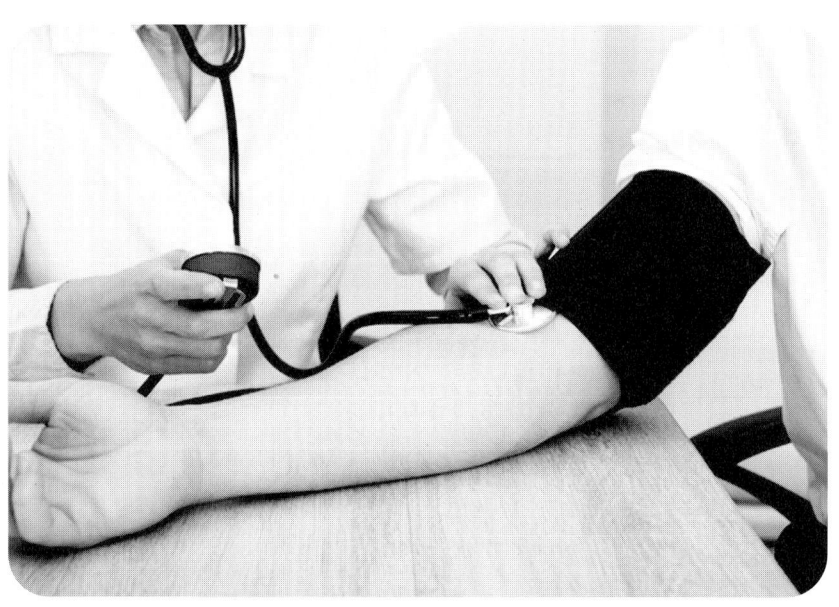

고혈압과 만성신부전
사례 - 전영식 (전주시 완산구)

저는 나이 78세 남성로서 키 169cm에 체중이 86kg이 나갑니다. 25년 전부터 고혈압을 먹고 있으며 당뇨는 없습니다.

3년 전에는 심장 스텐드 수술을 하였는데 몸이 점점 붓고 숨이 차며 발톱무좀이 있었고 체중이 안 빠지며 소변에 거품이 많이 났고 냄새가 많이 나 검사해보니 사구체 여과율 59 크레아틴 수치 1.59로 나와 만성신부전이라며 몸 관리를 잘하라고 하였는데 어떻게 해야 하는지 모르고 허리가 아파 고생하고 있는데 후배가 와서 책을 주며 읽어보라고 하였습니다.

책의 내용을 보니 신장이 나빠지면 나타나는 전조증상들이 나와 있었는데 거의 대부분이 나에게 해당 되었습니다.

저는 오래전부터 고혈압 약을 먹어왔는데 책을 읽어보니 고혈압 때문에 신장이 나빠지는 것이 아니리 신장이 나빠져서 고혈압이 왔던 것입니다.

신장에서 혈압을 조절하는 호르몬이 분비되는데 신장이 좋지 않으면 호르몬 분비가 되지 않아 혈압 조절을 못해 고혈압 조절이 안 된다고 했는데 그 말이 맞는 것 같았습니다.

그리고 고혈압 때문에 심장에 문제가 생겼던 것이죠. 아무튼 저는 우선 몸이 많이 부어 어떻게 할 도리를 못 찾고 있었는데 신장 火를 치료하면 신장이 호전된다는 책의 내용을 믿고 치료요법을 시행하였습니다.
 그렇지 않으면 다른 방법이 없었고 더 진행되어 투석을 하다가 죽고 싶지는 않았기 때문입니다.

치료요법을 시행한지 4개월이 지나니 붓기가 없어지고 거품이 없어졌으며 소변에서 나는 냄새가 없어졌습니다.
 8개월 후에는 붓기가 완전히 좋아져 체중이 75kg으로 빠졌고 발톱도 새로 나왔으며 10개월 후에 검사해보니 크레아틴 수치 1.12 사구체여과율 96으로 좋아져 만성 신부전에서 회복할 수 있었습니다.

(16) 당뇨가 20년 이상 되면 전조증상이 나타난다.

　당뇨가 무서운 가장 중요한 이유는 인체의 모세혈관들을 막아버리기 때문이다.

　당뇨환자의 피 속에 있는 필요 이상의 당 성분은 혈액 내 단백질성분과 결합해서 '당화단백'을 형성한다.
　이것이 혈관의 콜라겐과 들러붙으면 혈관이 딱딱하게 경화된다.
　딱딱하게 경화된 혈관이 눈에생기면 당뇨망막병증, 발에 생기면 당뇨발, 신장에 생기면 당뇨성신장병이 된다.

　일반적으로 당뇨병 발병 10-15년이 지나면 35-40%의 환자에게 신장병이 생긴다.　그로부터 5-10년이 지나면 대부분 신부전이 된다.

　혈액순환이란 모세혈관 즉 말초혈관까지 피가 충분히 가지 못한 상태를 말한다.
　모세혈관이란 온 몸 구석구석을 타고 도는 촘촘한 생명의 파이프라인이다.

모세혈관은 털처럼 가느다란 혈관을 말하는데 동맥과 정맥을 그물망처럼 연결해 큰 혈관이 가지 못하는 구석구석까지 피를 공급한다.

적혈구 하나가 겨우 빠져나갈 정도로 미세한 혈관이 전신의 90% 면적을 타고 돌면서 머리끝에서 발끝, 손끝 세포조직 하나하나에 혈액을 공급하고 노폐물을 실어 나른다.

모세혈관이 중요한 이유는 세포에 영양소를 배달하고 노폐물을 수거한다.

모세혈관이 깨끗하지 못해 혈액순환이 원활하지 않으면 동맥을 타고 온 혈액이 세포와 조직에 영양소를 제대로 공급하지 못하고 또 세포와 조직으로부터 노폐물을 제대로 실어 나르지 못해 몸 곳곳에 노폐물이 쌓이기 시작하면 세포와 조직사이에 혈액이 더디게 흐른다.

이로 인해 우리 몸 어딘가에 이상이 생겨 문제가 발생하는데 그 중 하나가 만성신부전이다.

모세혈관을 깨워 혈액순환을 돕는
하루 5분 토닥토닥 운동법

1. 손바닥을 오목하게 공간을 만든다.

2. 손가락을 이용하여 머리부터 토닥토닥 두드린다.

3. 손바닥으로 머리부터 손등까지 두드린다.

4. 팔을 뒤집어서 손바닥부터 어깨까지 두드린다.

5. 팔을 들고 겨드랑이 부분을 두드린다.

6. 복부주변-허리주변-엉덩이 주변순으로
   토닥토닥 두드린다.

7. 다리 바깥쪽을 따라 허벅지-발목쪽으로 두드리며
   내려갔다가 다리 안쪽을 따라
   발목-허벅지 쪽으로 올라오며 두드린다.

8. 마지막으로 양손 끝을 마주대고
   손끝을 30회 두드린다.

동양의학적 당뇨신증

당뇨병 환자의 대략 20~40%가 20년 이내에 당뇨성 신장병이 발생하는 것으로 알려져 있고 말기 신부전증으로의 진행도 빠르기 때문에 합병증에 대한 조기 관리는 필수적이다 합병증에 대한 조기관리는 끊임없이 움직이고 운동하며 음식을 조절하고 신장에 문제가 생기지 않도록 하여야한다.

그러기 위해서는 신장기능이 약하면 나타나는 전조증상들을 알아 미리미리 손을 써야 한다.

신장기능이 약하면 나타나는 전조증상

(1) 소변을 자주보거나 시원히 나오지 않는 전립선 비대가 있다.
(2) 요실금이나 방광염이 자주 생긴다.
(3) 소변에 거품이 많다.
(4) 혈뇨가 나온다.
(5) 단백뇨가 나온다.
(6) 티눈이 생긴다.
(7) 발톱무좀이 생긴다.

(8) 발에 열나고 뜨거우며
　　　발바닥이 아픈 족저근막염이 있다.
(9) 통풍이 있다.
(10) 무지외반증이 있다.
(11) 요로결석이 있다.
(12) 몸이 붓고 체중이 빠지지 않는다.
(13) 하지정맥류가 있다.
(14) 신허요통으로 오래 누워 있으면 허리가 아프다 .
(15) 고혈압이 있다.
(16) 당뇨가 20년 이상 되었다.
(17) 몸에 사마귀나 쥐젖이 생긴다.
(18) 발에 각질이 심하거나
　　　감각이 둔하고 시리며 아프다.

　그러나 애석하게도 많은 만성신부전 환자들은 이러한 전조증상들을 무시하며산다. 예를들어 발톱무좀이 생기면 신장 火 때문에 생긴 것이라고 추호도 생각지 못하고 발톱무좀약을 먹거나 약을 말라 치료하려고 한다.
　그뿐만 아니고 통풍, 요로결석, 무지외반증, 족저근막염 등이 생겨도 그에 대한 치료만 할 뿐 이러한 증상들이 신장이 나빠지면 나타나는 전조증상임을 모르고 살다가 점점 나빠져 만성신부전이 된다.

당뇨와 만성신부전
사례 – 박성식 (서울시 강동구)

나는 나이 65세 남성으로 비교적 젊은 나이인 30대 초반부터 30여 년 동안 하루도 빠짐없이 당뇨약을 먹으며 당뇨수치를 조절하여 왔는데 왠지 2년 전 부터 몸이 붓고 힘이 없으며, 어지러워 검사해보니 크레아틴수치가 3.7mg/dl로 신부전이 되었다며 투석을 준비하여야한다고 했습니다.

작년까지만 이상 없다고 했는데 투석을 하라고 하니 내심으로 충격을 받았습니다.

그러나 투석을 하는 과정들이 너무 무섭고 겁나 어떠한 방법을 써서라도 최대한 미루고 싶어 투석환자들이 하고 있는 식이요법을 철저히 지켰지만 당뇨 때문인지 소변을 보면 거품도 많이 나오고 냄새도 심했으며 발목 위를 누르면 쏘옥 들어가고 나오지 않았으며 부어서 체중도 빠지지 않아 이제는 투석을 하여야하나 고민하던 중 신장 火를 치료하여 신장 염증을 치료할 수 있다는 책을 보게 되었습니다.

그런데 신장에 신장 火가 있으면 나타나는 전조증상들이 저에게는 많이 있었습니다.

소변에 거품이 많이 나왔고 소변에 냄새가 났으며 소변을 자주보고 발목 위가 부어 누르면 나오지 않는 현상은 오래 되었지만 당뇨가 있으면 다 그럴 거라고만 생각했지 만성신부전이 될지는 꿈에도 생각지 못 했습니다.

나는 죽어도 투석은 하지 않겠다며 아들을 졸라 신장 火를 치료하는 요법을 선택 하였습니다.

처음 4개월을 복용하니 더 붓지 아니하고 몸이 훨씬 가벼워졌으며 6개월 후에는 소변에 거품과 냄새 나는 것도 없어졌으며 크레아틴 수치도 2.9로 내려왔고 12개월 후에는 드디어 수치가 1.9로 내려오기는 했는데 당뇨 때문인지 빨리 좋아지지 않아 사구체여과율을 1.4이하로 떨어치기 위하여 4개월을 더 복용하여 크레아틴 수치 1.35 사구체여과율 92로 정상으로 돌아와 만성신부전에서 회복할 수 있었습니다.

(17)몸에 사마귀나 쥐젖이 납니다.

1) 보통 사마귀

가장 흔한 유형으로서, 거칠고 융기된 표면을 가진 다양한 크기의 구진이 손등, 손톱 주위, 얼굴, 입술, 귀 등에 발생한다.

2) 편평 사마귀

표면이 편평한 작은 구진으로 나타나며 각각의 병변이 합쳐져 불규칙한 판이 되기도 합니다.

어린이와 청년에 흔히 발생하며, 이마, 턱, 코, 입 주위와 손등에 잘 발생한다.

3) 손과 발바닥 사마귀

발바닥 사마귀는 체중에 의해 눌려서 티눈처럼 보이기도 하는데 실제로 는 사마귀일 경우도 있다.

사마귀는 표면의 각질층을 깎아내고 관찰하여 볼 때 모세혈관에 의한 여러 개의 검은 점이 보이거나 점상 출혈이 생기면 사마귀이다.

티눈과는 달리 신발에 닿는 부위나 체중이 실리는 부위와는 상관없이 생기는 경우가 흔하며 여러 개가 모여 있고 옮기는 경향이 있다.

쥐젖성세포와 아교질 섬유의 증식으로 만들어지는 양성 피부종양이며, 이는 추후에 악성으로 변하지 않습니다.

발생 원인은 명확하지 않고, 노화, 체중이 갑자기 증가한 경우, 당뇨, 임신 등과 연관된다고 하기도 한다.
모양 및 크기와 개수는 다양하게 나타날 수 있으며, 단발성으로 1cm 이상의 줄기가 있는 결절 형태로 나타나기도 한다. 눈꺼풀, 목, 겨드랑이, 서혜부 및 신체 어느 부위에도 발생할 수 있다.
어떤 사람은 목 주위에 쥐젖 몇 개가 생겼는데, 점점 주위로 번져 나가는데 쥐젖은 전염성은 없다.
다만 오랜 시간 동안 서서히 새로운 쥐젖이 생긴다.

동양의학적 사마귀와 쥐젖
사마귀와 쥐젖이 생기는 근본 원인은 무엇일까?

사마귀가 바이러스라고하는 서양의학은 허구이고 사마귀와 쥐젖의 근본원인은 신장 문제다.

신장이란 몸에서 노폐물을 빼내는 작용을 하는데 신장의 火로 인해 신장기능이 떨어지면 노폐물을 빼내주는 작용이 약하게 된다.

신장기능이 약하게 되면 신장으로 빠져 나가야 할 몸 안의 수분이 열로 인해 피부로 삐져나오는 것이 사마귀와 쥐젖이다.

그러므로 신장의 火를 꺼주어 신장의 기능을 회복시키면 몸의 열과 습이 빠져 사마귀와 쥐젖은 그냥 사라진다.

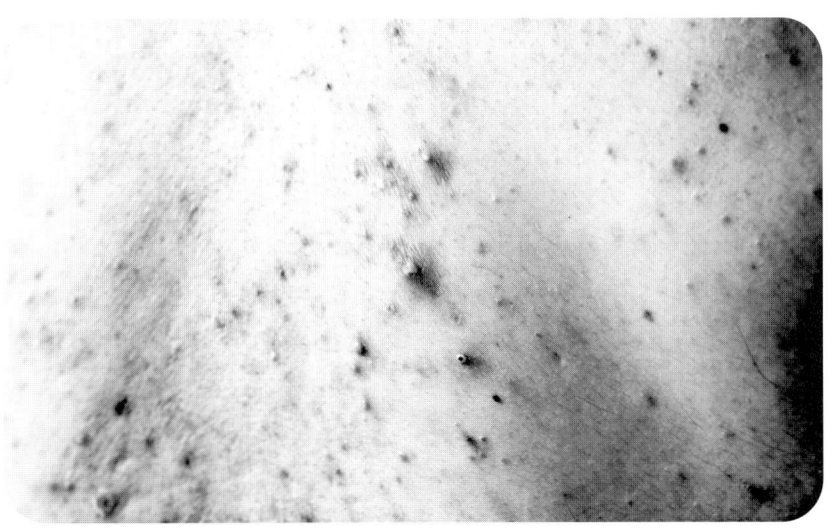

편평성사마귀와 만성신부전
사례 - 이영자 (서울시 강남구)

 저는 나이 68세 여성으로, 키156cm이고, 체중은 67kg으로 평소 소변을 자주보고 붓기가 있으며 발톱무좀이 있습니다. 약으로는 고혈압 약을 20년 이상 복용하고 있는데 얼굴 눈 주위에 좁쌀만 한 편편성 사마귀가 보기 싫게 많이 나 레이저로 시술하였는데 1년이 지나니 다른 데에 나타나 또 시술하였습니다.

 그리고 목 주위에 쥐젖이 바늘귀만 한 게 보기 싫게 여기저기 나타나 거기도 시술하였습니다.
 그리고 몸이 부어 아무리 다이어트를 해 봐도 몸무게는 빠지지 않고 몸이 무거워 헬스를 하면서 조금 뛰었더니 무릎이 더 아파 이제는 걷기도 힘들어 관절약을 먹었더니 몸이 더 부었습니다.
 그리고 소변에 냄새가 심했으며 거품이 나오고 기침만 해도 소변이 흘러나와 생활하는데 성가스러워 요실금을 시술하려고 검사를 하게 되었는데 검사결과 신장기능이 좋지 않다며 관리를 잘하라는 말을 들었습니다.

그때는 그게 무슨 말인지 모르고 일상대로 살다가 몇 년 후 국가에서 해주는 정기검진을 하게 되었는데 신장이 안 좋으니 정밀검사를 해보라는 통지를 받았습니다.

그래서 시간을 내서 정밀검사를 하였더니 크레아틴 수치 2.9 사구체여과율 65라며 만성신부전이니 좋아지는 약을 없고 더 심하면 투석을 하여야 하니 음식관리를 잘 하라는 말만 들었습니다.

더 진행되면 투석을 해야 된다는 말에 기가막혀 여기저기 알아보다가 신장火를 다스리면 신장염증이 치료된다는 요법을 하게 되었는데 4개월이 되니 소변에서 냄새가 없어지고 붓지 않았으며 거품도 많이 줄었습니다.

8개월 후에는 얼굴에 나타나는 사마귀가 없어지고 쥐젖도 알아보게 작아졌습니다.

12개월 후에는 발톱무좀이 완전히 좋아졌고 크레아틴 수치와 사구체여과율도 좋아져 만성신부전은 완전히 치료 되었습니다.

6. 신장이 나빠지는 이유
7. 사구체신염
8. 만성신부전
9. 서구의학으로는 신장을 치료할 수 없다
10. 만성신부전증의 서구의학적 원인
11. 만성신부전의 동향의학적인 원인
12. 동양의학에서 말하는 신장의 火란
13. 만성신부전의 동양의약적 치료
14. 동양의약의 신비
15. 투석이나 이식으로 가는 속도를
    적극적으로 늦추어야 한다.
16. 만성신부전 환자들이 하는
    음식조절의 의미
17. 운동과 산행

06 신장이 나빠지는 이유

1) 산후조리를 잘 못하면 신장기능이 약해진다.

 옛날에 어머니들은 자식을 낳으면 "내 핏덩이"라고 불렀는데 이유인 즉 태아는 엄마의 자궁 속에서 피를 통해 영양분과 산소를 공급받고 자라기 때문에 출산하면 엄마의 피가 나오는 것과 같으므로 그렇게 불렀다.

 그러므로 여성분들이 아이를 낳게 되면 그만큼 많은 피를 흘리는 것과 같은데 만일 산후조리를 충분히 하지 못하여 피를 충분히 채우지 못하면 피를 만들기 위해 신장이 무리하면 신장 火가 생겨 골수가 피를 생성하는 작용이 더디되어 온몸의 뼈와 근육이 크게 약해진다.

 특히 난산일 경우 제왕절개 수술을 할 때 마취를 하게 되면 신장에 치명적인 피해를 주게 되어 신장기능이 약해져 신장에 火가 생긴다.

 출산 전에는 가볍게 들어 올릴 수 있었던 물건도 출산 후에는 뼈와 근육이 약해져서 잘 들어 올리지 못하게 되거나 무리하게 들어 올리면 인대가 늘어나 근육통증을 심하게 느끼게 되는데 이러한 증상은 여자가 출산으로 인해 몸속의 피를 잃어버려 골수가 부족해지면 연골이 약해져 관절에 문제가 생기는 것을 증명하여 준다.

이러한 현상을 볼 때 살면서 다양한 출혈로 인하여 피가 부족하면 골수가 부족하게 되어 관절염이 오고 신장이 나빠진다.

우리 몸에서 피를 만들어주는 장부는 신장과 비, 위다 신장은 조혈호르몬을 공급하여 골수가 피를 생성하는데 결정적인 역할을 하고, 먹어야 피가 되고 살이 된다는 말이 있듯이 비위가 좋아야 잘 먹게 되어 피를 만들어 낸다. 그런데 출산 후 잘 먹으면서 조리를 해야 하는데 체중관리와 생활환경 때문에 그렇지 못하면 몸에 피가 부족하여 신장은 피를 만들어내기 위해 무리하게 되는데 이때 신장에 火가 생긴다.

신장 火가 생기면 신장에 염증이 생겨 신장 본연의 작용을 하지 못해 골수에서 피를 만들어내는 작용이 더디

되어 피가 부족하게 되고 관절이 아프게 되며 노폐물을 빼내주는 작용이 떨어져 몸이 붓고 물만 먹어도 살이 찌는 체질로 변하게 되며 소변에서 거품이 나고 사구체에서 피를 걸러내는 사구체여과율도 떨어지는 만성신부전으로 진행된다.

2) 유산이나 수술할 때 마취하면 신장이 약해진다.

여성들이 인공유산을 하게 되면 하는 만큼 피를 흘리는 것과 같기 때문에 아이를 출산 할 때와 같은 산후조리가 필요한데 아직 그러한 문화가 형성되지 못하여 신장에 큰 무리를 주게 된다.

왜냐면 유산할 경우 피를 흘리면 몸 안의 피가 부족하여 골수에서 피를 만드는데 결정적인 역할을 하는 신장이 무리하게 된다.

그렇게 되면 신장에 火가 생겨 신장에 염증이 발생한다. 또 인공유산을 할 경우 마취를 하는데 그때 신장도 함께 마취되어 신장 본연의 작용인 노폐물을 빼내주는 작용을 하지 못하여 몸이 붓고 과체중이 되는 경우가 있다.

우리 몸에서 피를 만들어주는 장부는 신장과 비, 위다. 신장은 조혈호르몬을 공급하여 골수가 피를 생성하는데 결정적인 역할을 하고, 먹어야 피가 되고 살이 된다는 말이 있듯이 비위가 좋아야 잘 먹게 되어 피를 만들어 낸다. 그런데 유산 후 잘 먹으면서 조리를 해야 하는데 생활환경 때문에 그렇지 못하면 피가 부족하게 되므로 신장이 무리하게 되어 신장에 火가 생긴다.

신장에 火가 생기면 신장에 염증이 생겨 신장 본연의 작용인 조혈호르몬을 공급하여 골수에서 피를 만들어 연골을 재생하는 작용이 더디 되어 관절도 아프게 된다.

또 신장에서 노폐물을 빼내주는 작용이 약해지게 되므로 몸에 습, 열이 쌓여 상체가 커지고 땀이 나며 몸이 부어 물만 먹어도 살이 찌는 체질로 변하게 되며 신장 火로 생기는 전조증상들 즉 발톱무좀, 티눈 무지외반증,

159

통풍, 요로결석, 등등이 나타나다가 결국 만성신부전으로 발전하게 된다.

그러므로 신장 火로 나타나는 전조증상이 있을 때 미리미리 치료해야한다.

3) 당뇨나 고혈압이 오래된 경우

당뇨가 무서운 가장 중요한 이유는 인체의 모세혈관들을 막아버리기 때문이다.

당뇨환자의 피 속에 있는 필요 이상의 당성분은 혈액 내 단백질성분과 결합해서 '당화단백'을 형성한다.

이것이 혈관의 콜라겐과 들러 붙으면 혈관이 딱딱하게 경화된다.

딱딱하게 경화된 혈관이 눈에 생기면 당뇨망막병증, 발에 생기면 당뇨 발, 신장에 생기면 당뇨성신장병이 된다.

일반적으로 당뇨병 발병 10-15년이 지나면 35-40%의 환자에게 신장병이 생긴다.

그로부터 5-10년이 지나면 대부분 만성신부전이 된다. 그러므로 당뇨란 당이 소변으로 나오는 질환이기 때문에 당이 소변으로 나오지 않도록 철저한 당뇨 관리를 해야 한다.

하루에 1-3시간 이상 걷거나 가볍게 뛰는 운동을 해서 혈액내 당 성분이 남아있지 않도록 당을 태워야 한다.
그리고 당뇨로 20년이 넘으면 신장 火로 인하여 신장이 나쁘면 나타나는 전조증상들이 얼마나 되는지 미리미리 관리해야 한다.

고혈압인 경우신장질환이 있는 환자들의 대부분은 혈압이 높아 많은 환자들이 투석을 하기 전부터 고혈압치료제를 복용하고 있다.

서구의학에서는 고혈압에 의해 신부전이 생긴다고 하는데 고혈압으로 인해 신장이 손상되는 것이 아니라 신장 火로 생긴 신장 염증으로 인하여 신장에서 분비되는 레닌이라는 호르몬 조절을 하지 못해 고혈압이 생긴다.

신장 火로 인하여 신장에 염증이 생기면 나오지 말아야 할 단백질과 혈액이 소변으로 나오며, 결국 신부전으로 이행된다.

신장에서 분비되는 레닌은
안지오텐신II (angiotensinII)라는 화합물로 변하는데, 이것은 동맥의 근육에 작용해 혈압을 올리는 강력한 혈압상승제이다.

그러므로 안지오텐신 II를 만들지 못하도록 하는 레닌을 조절하면 고혈압을 치료할 수 있는데 그것은 신장 火에 의한 염증(炎症)을 치료하면 가능하다.

4) 남성이 무리한 성생활을 하여 정액배출을 많이 한 경우

여기서 精이란 두 가지 뜻을 가지고 있는데, 하나는 움직일 수 있는 능력 즉, 힘을 말하며 다른 하나는 자손을 번성시키는 생식력을 말한다.
그러므로 남성의 정력은 신장이 주관 한다.

남성들의 정력부족, 습관성조루, 교합하지 않고도 음담을 듣거나, 아름다운 여인을 보기만 해도 정액이 저절로 흐르는 정설(精泄) 등의 증상도 신장이 주관한다.

방약합편에 精液化成血液-時由動脈而入腎이라 하였다. 해석하면 남성이 정액은 혈액으로 만들어지며 이는 동맥을 통해 신장으로 들어간다고 했으니 신장은 정력을 주관하며 정액의 양도 조절한다.

정액의 사전적 의미는 정제되고 아주 깨끗한 정성스럽게 정제된 가장 좋고 우수한 액으로 피를 정제해서 생명을 잉태시키는 신비한 액이다그러니까 세상 사람들이 흔히 말하는 단백질만의 성분이 아니다.

이세상의 어떤 무엇이 인간의 생명을 태어나게 하는 완벽한 액체가 있겠는가?

정액은 생명을 잉태시킬 수 있을 정도로 피를 정제하고 정제해서 만들어진 완전체이며 우리들은 어떤 성분으로 되어있는지 알 수 없다.

이 부분은 신의 영역이지 인간이 노력하여 어떤 단백질과 지방, 무기물을 합성하여 인간을 태어나게 할 수 없다.

정액은 피를 정제하여 만들어지기 때문에 피가 부족하면 정액을 만들 수 없으며 피가 부족한 환자나 몸이 약한 사람의 정액 배출은 피를 흘리는 것과 같으므로 위험하다.

만일 피가 부족한 환자가 억지로 성행위를 한다던지 아니면 자위행위를 하여 정액배출을 하였다면 그 환자는 병이 더 악화되고 회복이 느릴 것이다. 왜냐면 정액을 배출하는 것은 피를 흘리는 것과 같아서 자생력이 떨어지기 때문이다.

동의보감에 나오는 정액의 중요성을 정리하여 보면 남자에 있어서 정액은 가장 귀중하면서도 매우 적으며 음양의 수양에는 정액이 보배이므로 중요한 이 보배를 고이고이 간직하여야 한다.

여자의 몸에 들어가면 사람이 생기고 자기 몸에 간직하면 자기몸 이 든든한데 이 아까운 보배를 버릴 수가 있는가.

함부로 막 버리고 허튼 생각을 자주하면 몸이 약해지고 쉬이 늙어 제 목숨을 지키기 어렵다.

정이 그득하면 기가 충실해지고 기가 충실하면 신이 왕성해지며 신이 왕성하면 몸이 건강해지고 몸이 건강하면 병이 잘 생기지 않는다.

그리고 정액은 피로 만들어 지는데 그 사실을 모르고 정액을 많이 배출하면 죽음을 초래할 수 있다.

그러한 사실이 정말로 존재하고 있었다.
이 사실은 외국에서 있었던 일인데 하나의 사건은 10대 남자가 자위행위를 많이 하여 말라 죽었다는 사실과 두번째 사건은 20대 청년이 정자은행에 일주일에 4-5번씩 정자를 제공하다가 화장실에서 정액을 배출하려다 심장마비로 죽었다는 사실이다.

이러한 사실을 비추어 볼 때 정액은 피로 만들어진다는 사실을 뒷받침 해주고도 남음이 있다.

예를들어 피 100cc에 정액1cc를 만들어낸다고 가정했을 때 성행위시 한번 배출하는 정액이 10cc라면 피 1000cc를 배출하는 것과 같기 때문에 어마어마한 혈액이 소모된다.

남자의 자존심 때문에 성생활을 나이에 맞지 않게 과하게 하며 그때마다 정액을 배출하면 배출한 정액만큼 피를 흘리는 거와 같으므로 신장은 피를 만들기 위해 무리하게 된다.

그렇게 되면 신장에서 화가 생기게 되고 결국은 신장에 염증이 생기게 된다.

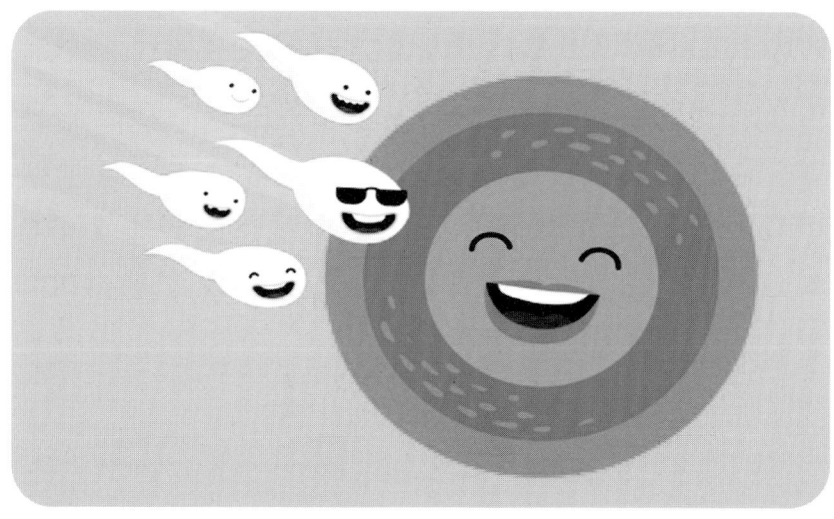

5) 진통제나 스테로이드 같은 약물을 장기간 복용하였을 경우 진통제의 작용

　우리 몸에 이상이 생겼거나 뼈끼리 부딪쳐 충격을 받았을 때 통증을 통해 뇌에 전달된다.

　통증이란 프로스타글란딘이란 물질이 체내 혈류를 원활하게 하기위해 혈관을 확장시킬 때 나타나는 현상이며 그 과정에서 통증이 나타난다.

　진통제는 이 프로스타글란딘의 생성을 억제하여 프로스타글란딘의 생성이 줄게 되면 지각신경이 마비되어 통증이 누그러지기는 하지만 혈류장애가 온다.
　만일 진통제 복용을 중단하면 인체는 다시 회복하기 위해 프로스타글란딘을 동원하기 때문에 다시 통증이 시작되고 진통제를 먹어야하는 악순환이 반복된다.

　진통제를 복용하여 혈류장애가 오면 전신의 세포에서 활력을 빼앗고 각 장부의 세포에 피가 공급되지 않으므로 갖가지 병이 온다.

진통제의 부작용

1. 신장
신부전. 방광염. 혈뇨. 크레아틴수치 상승 등이 나타날 수 있다.

2. 소화기계
출혈성 장염. 괴사성 장염. 구역. 구토. 구내염. 식욕부진. 소화관출혈. 장폐색. 췌장염 등이 나타날 수 있다

3. 호흡기계
간질성 폐렴. 폐섬유종. 등이 나타날 수 있다

4. 정신신경계
두통. 졸음. 시야흐림. 실어증. 마비. 경련. 혼수. 치매 등 이 나타날 수 있다

5. 생식기계
무정자증. 난소기능부전. 월경부전. 불임. 유산. 태아기형 난자생성. 정자발생결손 등이 나타날 수 있다.

6. 혈액계
용혈성(적혈구파괴)빈혈. 혈소판 감소(출혈시간연장), 혈소판기능 저하. 메트헤모글로빈혈증 등이 나타날 수 있다.

7.간
간장애. 황달. 지방간. 간조직 괴사. 전격성간염. 간부전. 간조직 섬유화. 간경변 등이 나타날 수 있다.

8.쇼크
아나필락시양 증상(냉감, 호흡곤란, 혈압저하)이 나타날 수 있다.

9.과민반응
의식장애. 혈압강하. 빈맥. 마비감. 재채기. 호흡곤란. 흉부 불쾌감. 발한 등이 나타날 수 있다.

10.피부
스티븐슨존슨증후군, 발열. 발진. 두드러기. 가려움. 홍반성피진. 홍반. 색소침착. 피하반상출혈 등이 나타날 수 있다.

11. 뼈
골다공증 등이 나타날 수 있다.

12. 기타
장기투여 시 만성 간괴사, 급성췌장(이자)염, 신장(콩팥)독성, 만성간염 등이 나타날 수 있다.

진통제를 장기간 복용하면 장부의 피가 파혈되어 만성신부전이 된다.

용혈 된다는 말은 피를 파열시킨다.
즉 깨트린다는 뜻이다.
 그럼 진통제를 복용하면 피가 파열된다는 말은 무슨 의미일까?

 우리들이 보통 먹고 있는 해열 진통제 설명서를 보면 깨알 같은 글씨로 이렇게 적혀져 있다.
'의사나 약사의 지시 없이 통증에 10일 이상 복용하지마세요' 이렇게 적혀있는 이유는 해열진통제를 오래 복용하면 여러 가지 부작용이 많기 때문인데 그중 하나가 진통제를 오래 복용하면 피를 파열시킨다는 사실이다.

그렇다면 진통제가 어떻게 파열작용을 하는지 그 내용을 알아보자.

뇌졸중이나 심장마비를 예방하기 위해 보통 아스피린 100mg을 복용하고 있는데 아스피린 100mg은 혈액순환제가 아니고 혈전 용해를 이용하기 위함이다.

그러니까 심장으로 들어가는 혈관이나 뇌로 들어가는 혈관에 혈전이 있으면 그것을 파열시켜 심장마비나 뇌졸중을 방지하기 위해서다.

그런데 그 아스피린이 선택적으로 심장이나 뇌로 들어가는 혈관의 혈전만 찾아 파열시킨다면 좋겠지만 그 아스피린은 모든 장부의 피를 파열시킨다.

아스피린 100mg을 복용 하신 분들 치과에 가시려면 일주일이상 아스피린을 먹지마라고 하는 이유가 바로 피가 파열되어 지혈이 안 되기 때문이다.

그러므로 몇 년 동안 장기간 진통제를 먹게 되면 우리 몸의 생명인 피를 계속 파열시키기 때문에 피 본연의 작용을 못 하게 된다.

피는 골수에서 만들어져 연골이 재생되는 역할을 하는데 역으로 피를 파열시키는 진통제를 복용하게 되면 연골은 재생이 안 되고 피가 부족한 상태에 이르게 되므로 신장은 피를 만드는데 무리하게 되어 신장에 火가 생기고 결국은 신장에 염증이 발생한다.

그러한 시간이 더욱 진행될 경우 신장이 나쁘면 나타나는 전조증상들이 나타나는데 사람들은 무시하다고 살다가 결국 만성신부전이 된다.

스테로이드 부작용

1. 얼굴이 보름달처럼 붓고, 볼이 붉게 변한다.
2. 묵 뒤에 지방질이 쌓이고 나중에는
   그 지방질이 툭 튀어나오게 된다.
3. 팔다리는 근육이 약해져서 얇아지지만
   복부에서는 비만 증상이 나타난다.
4. 피부에 약한 충격만 받거나 스치기만 해도
   멍이 쉽게 들고 뼈가 약해져서
   골절 증상이 쉽게 생길 수 있다.

5. 출산 후 살이 트는 것 처럼 살이 튼다.
6. 골다공증, 골괴사가 생긴다.
7. 각종 세균이나 바이러스에 쉽게 감염된다.
8. 당뇨, 고혈압의 원인이 된다.
9. 혈관이 확장 된다.
10. 입 주변에 발진이 잘 일어난다.
11. 알레르기 반응 및 경련을 나타낼 수 있다.
12. 백내장, 녹내장, 황반변성을 유발한다.
13. 신장에 문제가 생겨 신체에서 자연적으로 생성되는 부신피질 호르몬이 생산되지 않으며 부신이 위축된다.
14. 여드름이 생긴다.
15. 수면장애가 온다.
16. 얼굴이 보름달처럼 커지고 안면부종이 온다.
17. 우울증이 온다.
18. 성장에 장애가 생기며
19. 근육병, 동맥경화, 지방간, 췌장염, 고지혈증 혈관염...등등

6) 지속적이고 장기간 스트레스를 받았을 경우

 우리가 인식하지는 못하지만 건강한 상태를 유지하기 위해 우리 자율신경계는 지금도 실시간으로 몸 상태를 감지하며 적절히 반응하도록 일하고 있다.

 이러한 자동조절시스템이 극복하지 못할 정도로 희(喜), 노(努), 우(憂), 사(思),, 비(悲), 공(恐), 경(驚)으로 심리적 신체적 과부하가 걸리면 자율신경 이상 증상이 나타나는데 우리는 이를 스트레스 때문이라고 한다.

 하지만 이러한 자동조절시스템이 극복하지 못할 정도로 심리적 신체적 과부하가 걸리면 자율신경 이상 증상이 나타난다.

 우리 몸은 지속적이고 과도한 스트레스를 받게 되면 자율신경과 호르몬을 주관하는 시상하부가 우리 몸이 비상상태에 처해 있는 것처럼 착각하고 코티솔과 아드레날린을 과잉 분비하여 부신피질 호르몬이 분비되는데 이는 혈관에 혈당을 높인다.

혈당이란 우리가 밥 같은 탄수화물을 섭취하여야 혈당으로 변하여 각 조직으로 들어가는데 탄수화물이 아닌 코티솔로 인해 가짜 에너지가 발생한다.

그렇게 되면 각 장부는 진짜 혈당을 받기위해 자주 뛰게 되는데 이것을 이상항진이라고 하며 이때 진짜 열이 아닌 허열이 발생하게 된다. 하여 모든 장부에 혈액공급이 저하되고 각 장부는 기능이 이상항진 되어 허열이 발생하면 장부는 염증이 생긴다.

이때 신장도 허열이 발생하여 염증이 생기게 되며 그때마다 적절한 치료를 해주지 않으면 시간이 흘러 만성신부전으로 발전하게 된다.

예를 들자면 자동차가 운행하지 않고 시동만 걸어놓으면 공회전하여 열이 발생하여 엔진에 문제가 생길 수 있고 배터리에도 문제가 생기는 이치와 같다.

7) 선천적으로 유전일 경우
모든 생물은 생식을 통해서 자손을 남긴다.

이렇게 생식을 통해서 자손을 남길 때 부모가 가지고 있는 특성, 예를 들어 부모의 이목구비의 형태나 몸의 체형 등을 그 자식에게 전달된다고 믿어왔다.

과거 사람들이 유전에 대해서 가지고 있는 개념은 몸 속의 액체를 통한 혼합이 유전의 원인이라고 생각했기 때문에 인간이 성생활을 할 때 남성의 정액이 여성의 몸 속으로 섞여들어가서 유전현상이 나타난다고 생각했다.

이 정액은 피와 본질이 같다고 생각했기 때문에 현재에도 순수혈통 혼혈같은 단어 속에서 피라는 개념을 중요하게 여긴 것을 볼 수 있다.

그러나 이러한 경향을 크게 바꾼 것은 그레고르 멘델이다.

멘델은 완두콩을 이용한 여러 실험을 통해서 멘델의 법칙을 발견하였는데 멘델의 생각은 부모세대에서 자식세대에 물려주는 특정한 인자가 물질 형태로 존재한다는 것이고 이것은 액체처럼 중간단계를 가지고 섞이는 것이 아니라 어느 한 쪽이 다른 쪽을 누르는 형태로 확실한 성향을 가지고 나타난다는 것이다.

멘델 이후 유전인자에 유전자라는 이름이 붙였고 유전자를 구성하는 물질이 DNA라고 밝혀냈다.

그리고 DNA의 이중나선 구조를 밝히고 DNA에서 RNA로 RNA에서 단백질로 정보가 전달되어 유전형질이 드러난다는 중심원리를 만들어 냄으로서 유전의 중요 원리가 밝혀졌다.

대개의 병은 유전적인 요인과 환경적인 요인과의 상호작용에 의하여 일어나는데 유전적인 요인이 많이 관여하는 것을 유전병이라고 한다.

친정어머니가 무릎의 통증으로 고생하다 돌아가셨는데 딸이 그대로 아프다는 것은 관절염을 유전으로 물려받은 것이 아니라 어머니 장부를 그대로 물려받은 것이기 때문이다.

돌아가신 어머님이 발톱무좀이 있었는데 딸도 발톱무좀이 나타난 것은 발톱무좀이 유전병이 아니라 어머니가 딸을 임신할 때 신장의 火가 있을 때 임신하였다면 딸도 엄마의 DNA인 신장 火를 그대로 물려받았기 때문에 발톱무좀이 생긴 것이므로 다른 사람보다 신장이 나쁜 전조증상을 보이다가 신장 火를 치료하지 않으면 만성신부전으로 진행된다.

07 사구체신염

 사구체 신염은 신장의 여과 부위인 사구체에 염증 반응이 생겨 발생하는 신질환을 총칭하는 말로 줄여서 신장염 혹은 신염이라 불리기도 한다.

 신장의 가장 중요한 기능은 피를 걸러서 혈액에 쌓인 독소를 소변에 담아 내보내는 기능이다.

 따라서 콩팥이 크게 손상되면 몸 안에 요독이 쌓이는 요독증이 생기며, 치료를 하지 않는 경우 사망하게 된다. 이와 같은 기능은 신장의 사구체라는 곳에서 담당하고 있다.

 사구체는 콩팥 한쪽에 약 백만 개씩 있어서 양쪽 모두에 약 이백만 개가 있으며 이 사구체에도 병이 생길 수 있는데, 이것을 신장염 또는 사구체 신염이라고 하고 급성으로 진행되는 것과 만성으로 서서히 심해지는 것이 있다.

급성 사구체 신염이란 여러 원인에 의하여 사구체에 비세균성 염증이 급성으로 발생하는 경우를 말하고 혈뇨, 단백뇨가 주 증상으로 나타나며, 소변요량 감소 및 전신부종 등의 증상이 뒤따르는 경우가 많고 신기능 감소가 일시적으로 동반되어, 초기에 심하지 않은 요독증이 동반되는 경우가 있다.

급성 사구체 신염은 치료를 하면 시간이 지남에 따라 대개 회복되지만, 일부 소수의 환자에서는 급성 사구체 신염이 회복되지 않고, 계속 콩팥의 사구체가 망가지는 경우가 있다. 이처럼 콩팥의 사구체가 빠르게 망가지는 것을 급속 진행성 사구체 신염이라 하고, 서서히 오랜 시간에 걸쳐서 망가지면 만성 사구체 신염이라 한다.

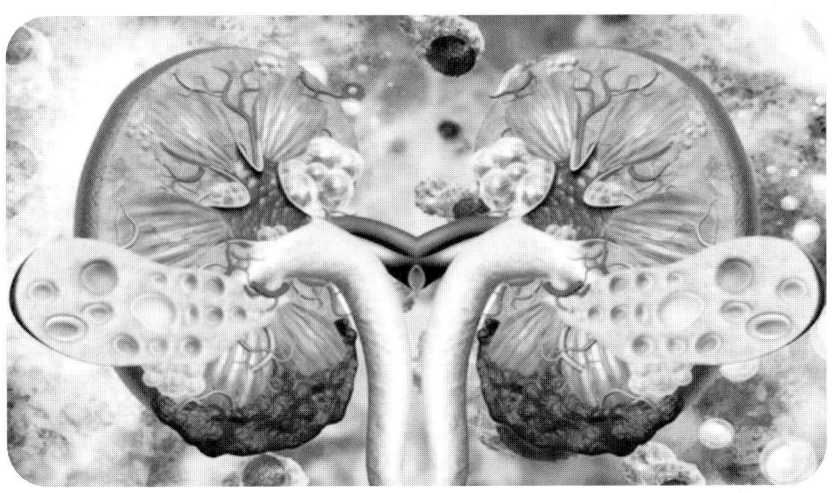

08 만성신부전

신장질환 중 가장 많은 것은 신장염과 만성신부전이다.

만성신부전은 신장기능의 80-90%정도가 손상되었을 때이며 이때는 신장사구체를 이루는 모세혈관에 이상이 생겨 혈액속의 단백질이 신장으로 빠져나가 몸 안의 단백질이 소실되어 저알부민혈증이 발생하여 몸이 붓고, 경련, 전신쇠약, 빈혈, 가려움증 등의 증상이 나타난다.

심장에서 신장으로 보내진 혈액은 신장 피막안의 사구체에서 유용한 성분과 노폐물을 가리는데 찢어진 그물 사이로 고기가 빠져 나가듯이 사구체가 손상되면 단백질이나 적혈구, 백혈구, 등이 빠져나와 소변으로 검출되고 사구체와 세뇨관의 기능이 체내 향상성이 유지될 수 없을 만큼 상실되었을 때 이를 만성신부전이라 한다.

항상성이란 어떠한 환경의 변화에도 체내의 구성성분 온도를 한결같은 상태로 유지하려는 조절기능이다.

만성신부전증이란 평소의 신장 기능보다 절반이상으로 감소되고 혈액을 검사하여 신장기능이 10%정도만 남고 크레아틴 수치가 1.5mg/dl 이상 되었을 때를 말하며 신부전이 생기면 요독증으로 인한 각종 합병증이 심해지므로 이때는 투석이나 신장이식을 받아야 한다.

사구체는 일종의 소변공장이다.
 신장으로 흘러들어간 혈액은 사구체를 통과하면서 노폐물 등이 여과되어 소변이 된다.
 사구체는 약 200만개나 되므로 절반 이상이 없어져도 소변을 만드는데 큰 지장이 없다. 그러나 염증 등으로 지나치게 많은 사구체가 파괴되면 몸 속 독소가 배출되지 못하고 쌓여 결국 생명을 잃게 된다.

 서구의학은 최근 100여 년 동안 눈부시게 발전하여 인류의 삶에 지대한 공헌을 해온 것은 사실이다.
 오랜 세월동안 인간에게 치명적이었던 각종 전염병이 거의 사라졌고 평균 수명 역시 과거와는 비교도 할 수 없을 정도로 늘어나 요새는 100세 시대라는 말은 놀랍지도 않다.

그러나 서구의학에도 문제가 있는데 그것은 바로 겉으로 드러난 병의 증세만 치료하는 대중요법이라는 것에 있다.

예를 들어 고혈압이 발생하였다면 그 원인은 밝히지 못하고 그날 하루만 혈압을 내릴 뿐이므로 평생 혈압약을 먹고 살아야 한다는 데 문제가 있다.

고혈압이란 특별한 원인을 빼놓고 거의 신장문제이기 때문에 신장을 치료하면 고혈압은 자연 없어지고 만성신부전을 걱정할 필요가 없다.

그런데 서구의학에서는 고혈압때문에 신장에 문제가 생긴다고 하여 혈압만 조절하다가 결국 만성신부전에 이르게 된다.

만성신부전은 초기에 별다른 증상이 없다가 신장기능이 절반까지 상실 될 때까지 모를 정도로 신장은 미련한 장부다.
그러므로 신장이 나빠지면 나타나는 전조증상을 보고 미리미리 본인이 깨달아야 한다.

그 이유는 서구의학에서 이상이 없다고 안심하고 있다가 만성신부전에 이르러서야 땅을 치고 후회 해본들 누구도 책임지지 않는다.
 만성신부전의 합병증에는 신장에서 레닌 호르몬 조절이 안 되어 고혈압이 발생하고, EPO라는 조혈호르몬이 분비가 적어지면 골수에서 피를 만들지 못해 빈혈이오고, 전해질인 산, 염기 장애. 심근경색이나 뇌졸중 등 다양한 심혈관계 질환이생기고, 골수의 줄기세포에서 연골재생이 더디 되어 뼈가 약해지고, 피가 부족하여 식욕감퇴, 구역, 구토, 영양실조, 피로감, 집중력저하, 수면장애, 말초감각이상, 불임, 발기부전, 가려움증 등이 나타난다.

 만성신부전은신장에서 1분당 여과되는 혈액의 양에 따라 1-5기로 나눠진다.
1분당 90ml이상의 혈액을 여과해내면 1기,
60-89ml는 2기,
30-59ml는 3기,
15-29ml는 4기,
15ml미만이면 투석이 필요한 5기에 해당된다.

크레아틴 수치가 2.0mg/dl이상 올라가도 자각증상을 못 느끼는 사람도 있다.

이 수치는 신부전 3기에 해당되는 높은 수치이다. 이 상태에서 악화되는 것을 막지 못해 수치가 조금만 더 올라가면 혈관의 파괴 속도에 가속도가 붙게 된다.

그래서 고혈압이나 당뇨가 있는 환자들은 크레아틴수치가 2.0mg/dl에서 멈추도록 해주어야 하고 당뇨나 고혈압이 없는 신장병 환자 등은 3.0mg/dl에서 멈추도록 해주어야지 그렇지 않으면 투석을 준비해야 하는데 서구의학으로는 신장을 치유할 약이 없기 때문에 폴리스티렌 설폰산 칼륨제를 복용하여 체내 칼륨 성분을 조절하다가 결국은 투석 하게 된다.

크레아틴수치가 정상 범위 내에 있다 할지라도 소변이 탁하고 거품이 계속 나오며 암모니아 냄새가 난다면 이때를 놓치지 말고 신장을 치유해야한다.

신장병에 있어서 알아야 할 검사수치
크레아틴 정상수치; 0.7-1.4mg/dl
요소질소 정상수치; 10-26mg/dl
단백뇨 정상수치; 120-150mg/l
칼륨 정상수치; 3.5-5.5m mol/l
요산 정상수치; 3-7mg/dl
헤모글로빈 정상수치; 13.0-17.0g/dl
사구체여과율; 90-120mL/Min

09 만성신부전증의 서구의학적 원인

만성신부전의 원인으로는 고혈압, 당뇨병, 신사구체염, 약물, 흡연, 다낭성신질환, 루푸스, 전립선비대, 신장의 돌이나 종양 등이 있다.

그 중 만성신부전 환자의 70%이상이 고혈압과 당뇨 두 질환에 의한 것이다.

특히 당뇨병이 무서운 가장 중요한 이유는 인체의 모세혈관들을 막아버리기 때문이다.

당뇨환자의 피 속에 있는 필요 이상의 당(糖)성분은 혈액 내 단백질 성분과 결합해서 "당화단백"을 형성하여 이것이 혈관의 콜라겐과 들러붙으면 혈관이 딱딱하게 경화(硬化)된다.

딱딱하게 경화된 혈관이 눈에 생기면 당뇨망막병증, 발에 생기면 당뇨발, 신장에 생기면 당뇨성신장병이 된다.

일반적으로 당뇨병 발병 10-15년이 지나면 30-40%의 환자에게 신장병이 생긴다.
그로부터 5-10년이 지나면 대부분 만성신부전이 된다.

신부전을 일으키는 또 다른 원인은 고혈압이다.
콩팥은 아주 작은 혈관 뭉치가 모여진 큰 혈관 덩어리다.

이러한 콩팥에서 소변을 만들어내는 압력은 혈압에서 기인하는데, 이런 신장 내부 혈관의 압력이 높아지면 신장은 손상을 입어 신기능이 떨어지게 된다.

고혈압으로 인한 신부전이 오면 수입세동맥이 경화되고 좁아져서 생기는데 좁아진 혈관으로 혈액이 공급되지 못해서 사구체가 망가지는 것이다.

고혈압은 만성신부전환자의 가장 흔한 합병증이며 일반적으로 만성신부전 초기에 발생하고 높은 혈압은 심근비대를 유발하며 신장기능 소실을 촉진하게 된다.

만성신부전환자에서 좌심근비대와 확장성심근병증은 심혈관계 질환의 사망의 중요한 원인이 된다.

이것은 고혈압과 세포외액양의 증가와 밀접한 연관이 있다.

또한 빈혈과, 투석을 위한 동정맥루의 형성 등은 높은 심박출량을 생성하며 이것 또한 심부전으로 귀결되게 된다.

10 서구의학으로는 신장을 치료할 수 없다.

 만성신부전의 가장 큰 문제는 이 병이 계속 진행 하여 말기 신부전이 될 경우 투석이나 이식을 하지 않으면 살 수 없게 된다는 것이다. 따라서 이 병을 적극적으로 투석이나 이식으로 가는 진행 속도를 적극적으로 막아야 한다.

 그러나 애석하게도 서구의학으로서는 만성신부전의 악화되어가는 진행을 완전히 억제하거나 기능을 다시 원상회복시키는 기술이 개발되지 못한 상태이기 때문에 투석이나 이식으로 가는 속도를 최대한으로 늦출 수 있다면 본인의 수명을 늦출 수 있기 때문에 최선을 다해야 한다.

 만일 신장사구체를 이루는 모세혈관에 이상이 생겨 혈액속의 단백질이 신장으로 빠져나가 몸 안의 단백질이 소실되어 저알부민혈증이 발생하여 몸이 붓고, 경련, 전신쇠약, 빈혈, 가려움증 등의 증상이 심하면 투석을 시작해야 한다.

이러한 시기에 복용하는 폴리스티렌 설폰산칼슘 제제는 만성신부전시 혈청 칼륨치의 상승을 억제시킬 목적으로 혈액투석간격의 연장과 투석 개시기의 연기를 위해 식사관리와 약물요법의 하나로 사용될 뿐이지 신장을 치료하는 약이 아니다.

만성신부전 환자에 있어서 신장기능이 약하여 칼륨을 배설시키지 못하고 혈액에 쌓이면 심장기능을 저해하여 심장마비로 사망할 수 있기 때문에 만성신부전 환자들은 칼륨을 조절한다.
그러나 칼륨 흡수가 저해되어 혈액내 칼륨 농도가 낮으면 무력감, 식욕부진, 메스꺼움, 불안, 불면증 등이 나타나며, 그러다가 저칼륨혈증이 생기면 심장박동이 불규칙해지는 부정맥으로 인하여 사망에 이르게 된다.
그래서 만성신부전 환자들은 칼륨을 조절하기 위해 음식을 조절하는데 그건 투석을 미룰 뿐이지 그 음식을 조절함으로서 신장을 치료하는 것은 아니다.

서구의학에서는 신장을 치료하는 약이 없기 때문에 당뇨약, 고혈압약, 심장약으로 증세만 조절할 뿐 결국은 투석을 하게 된다.

11 만성신부전의 동양의학적인 원인

만성신부전의 근본원인은 신장 火다.
신장 火란 신장이 뜨겁다는 말과 같다.

우리들은 심장에 火가 들어 화병(火病)이 되었다라는 말은 많이 들어보았어도 신장에 火가 있다는 말은 아주 생소하다.
그러나 신장도 무리하면 火가 생긴다.

그렇다면 신장이 무리한다는 말은 무슨 뜻일까?
우리가 100M를 힘차게 달리면 심장이 빨리 뛰면서 숨이 차고 얼굴로 열이 차오르는 것을 느낄 수 있는 것처럼 신장도 무리하면 신장에 열이 생기는데 이것을 신火라고 한다.

어떻게 할 때 신장이 무리한다는 것인지 위에서 자세히 설명한바 있다.

첫 번 째; 당뇨나 고혈압이 오래된 경우
두 번 째; 수술할 때 마취했을 경우
세 번 째; 출산 후 충분한 조리를 하지 못하였을 때
네 번 째; 남성의 경우 무리한 성생활로 인하여
　　　　　정액배출을 많이 한 경우
다섯번째; 스테로이드나 진통제 같은 약물을
　　　　　장기간 복용하였을 경우
여섯번째; 지속적이고 장기간 스트레스를 받았을 경우
일곱번째; 선천적 유전일 경우이다.

　신장은 조혈호르몬을 공급하여 골수에서 피를 생성하는데 결정적인 역할을 하는데 위와 같은 원인으로 골수가 피를 많이 소모하면 신장이 피를 만들기 위해 무리하게 된다.
　자동차도 계속 공회전하면 열이 생기듯 신장도 지속적이고 장기간 무리하면 열이 발생하게 되는데 그것을 신火라 한다.
　신장에 열이 계속되면 신장에 炎症이 발생하면서 신장이 나빠진다는 전조증상이 나타나는데 사람들은 그 전조증상을 무시하고 살다가 결국 투석으로 가는 길목에 서게 된다.

12 동양의학에서 말하는 신장의 火란

세계문명과 의약은 비약적으로 발달하였는데 전립선 비대. 무좀. 티눈. 족저근막염. 통풍, 요로결석, 무지외반증 등의 증상들을 완치시키지 못하는 이유는 어디에 있을까?

그 이유는 이들 병의 근본원인은 신장의 火와 관계가 있는데 신장 火에 대해서 모르기 때문이다.

그렇다면 신장 火란 무엇일까?
우리들이 심장에 火병 들었다는 말은 많이 하고 있다.
우리나라 사람들이 미국에서 미국 의사들에게 화병, 화병 하니까 미국병원에서도 화병이란 병명이 새로 등재 되었을 정도로 한국 사람들의 火病은 유명하다.

그런데 그 화병이 심장에만 있는 것이 아니라 신장에도 있다.

우리들이 100m를 힘차게 달리면 심장이 자주 뛰어 얼굴로 열이 올라오고 숨 차는 증상이 나타나는데 이게 火病증상이다.

신장도 마찬가지이다.
 신장이 무리하면 신장에 火가 생기는데 이 신장 火는 발쪽으로 내려가며 문제를 일으킨다.

 신장에 火가 있으면 신장은 밑으로 작용하므로 신장의 열이 발톱을 태우면 발톱무좀, 살을 태우면 티눈, 발바닥으로 열이 나가면서 발바닥이 뜨겁고 아픈 족저근막염, 엄지발가락 뼈로 열이 나가면서 뼈가 튀어나가면 무지외반증, 터져나가면 통풍, 소변이 굳어 결정체가 되면 요로결석증이 된다.

 이렇듯 신장 火는 발쪽으로 나가면서 여러 가지 증상으로 나타나는데 이를 신장이 나빠지면 나타나는 전조증상이라고 한다.

그러면 어떻게 할 때 신장이 무리하는 것일까?
첫　　째; 당뇨나 고혈압이 오래된 경우
두 번 째; 수술할 때 마취하는 경우
세 번 째; 출산 후 충분한 조리를 하지 못하였을 때
네 번 째; 남성의 경우 무리한 성생활로 인하여
　　　　　정액배출을 많이 한 경우
다섯번째; 스테로이드나 진통제 같은 약물을
　　　　　장기간 복용하였을 경우
여섯번째; 지속적이고 장기간 스트레스를 받았을 경우
일곱번째; 선천적 유전일 경우이다.

　이러한 이유로 신장이 무리하면 신장에 열이 생기고 신장에 火가 발생하는데 火가 장기간 지속되면 炎이 되어 결국 신장염이 되었다가 더 진행되면 결국 만성신부전으로 발전한다.

13 만성신부전의 동양의약적 치료

서구의학에서는 신장에 좋은 약은 없다고 하는데 동양의학에서는 서양의학과는 달리 신장에 좋은 약들이 많다.

동의보감에서 신장에 좋다고 소개하는 약들을 열거하면 자석, 양기석, 염(소금), 토사자, 육종용, 오미자, 숙지황, 지모, 백자인, 두충, 침향, 산수유, 모려, 상표초, 복분자, 파고지, 녹용, 녹각교, 올눌제(물개의 음경), 구음경(개의 음경), 우신(소의 신장), 율(밤), 흑두(검정콩) 등이다. 이중 숙지황, 산수유, 두충, 지모, 파고지 오미자에 대한 설명을 알기 쉽게 풀이하면 다음과 같다.

숙지황
臍下痛屬腎 非 熟地黃 不能除 乃通腎之藥也(本草)
배꼽 밑의 통증은 신장에 속하는데 숙지황이 아니면 제거하지 못한다. 그래서 숙지황은 신장병을 통치하는 주된 약이다.

山茱萸;性溫 治腎虛精髓 腰膝耳鳴如
산수유는 성질이 따뜻하고 신장의 약한 것을 치료하여 정액과 골수를 채우고 무릎, 허리를 치료하며 이명에도 효과가 있다.

知母; 味苦 熱渴除 骨蒸有汗痰咳舒 寫無根 之腎火 腎經本藥 지모는 맛이 쓰다.
열이 나면서 갈증이 있는 것을 잡아주고 뼈에서 열이 나는 것도 잡아준다.
그리고 객담과 해소를 없애며 이유 없이 신장에서 열이 나는 것을 잡아준다. 신장을 치료하는데 주약이다

杜辛甘 固精能 小便 淋瀝 腰膝疼
두충은 맛이 맵고 달다.
움직이는 힘을 도와주고 소변이 시원치 않은 것을 다스리며 무릎과 허리의 통증에 사용한다.

破古紙; 溫 腰膝痛及固精巧 使心包之火 通名門之火
파고지는 성질이 따뜻하고 허리와 무릎의 통증에 쓰이며 움직이게 하는 능력이 있다.
그리고 심장과 신장의 화를 서로 통하게 한다.

五味子; 酸溫能止渴 久嗽虛勞金水竭
오미자는 맛이 산하고 성질이 따뜻하다.
오래된 해수, 허약하고 허로한데 사용하고 폐와 신장의 부족함을 채워준다.

 이처럼 동양의약에는 신장을 치료하는 약들이 많다. 특히 신장에 火가 많아 염증(炎症)으로 인하여 생긴 고혈압은 신장을 치료하면 고혈압은 그냥 좋아져 만성신부전으로 진행될 염려가 없다.

 신장의 기능 중 하나는 레닌이라는 호르몬을 분비하여 혈압 조절하고 칼슘과 인 대사에 중요한 여러 가지 호르몬을 생산하고 활성화시키는 내분비 기능을 한다.
 신장은 여러 가지 호르몬의 작용에 직접적으로 영향을 받으면서도 호르몬이나 그와 관련된 물질을 직접적이나 간접적으로 생성한다.

 신장에서 생성하는 호르몬 및 관련물질로는 레닌이 있는데 이는 혈압 및 유효 혈장량을 유지하는 역할을 한다. 또한 신장은 프로스타글란딘의 일부를 생성하고 생성된 프로스타글란딘은 신장 혈관을 확장시켜 혈류량을 증가시킨다.

신장으로 유입되는 혈류량이 증가되면 신장에서의 수분 배설 및 레닌 분비에 영향을 미친다.

고혈압 약 중에는 이뇨제가 함유된 약들이 있는데 이 약을 복용하게 되면 혈압은 조절될지언정 결국 만성신부전으로 진행된다.

그렇게 되면 혈액내의 칼륨이 소변으로 빠져나가 저칼륨증이 나타나고 혈액 내 칼륨 농도가 낮으면 무력감, 식욕부진, 메스꺼움, 불안, 불면증 등이 나타나며, 그러다가 저칼륨혈증이 생기면 심장박동이 불규칙해지는 부정맥이나 뇌졸중 등으로 사망에 이르게 된다.

우리들이 먹는 양약들 중에는 주작용은 한가지이지만 우리들이 모르는 부작용은 이루 말할 수 없이 많은데 단지 우리들이 모르고 있을 뿐이다.

그러므로 오랫동안 양약을 복용하는 것은 심사숙고해야 하며 그 약으로 인한 합병증에 신경을 써야한다.

서양의학의 중심이라고 할 수 있는 미국에서 의사들이 지시를 받고 있는 "의사규칙"이라는 책에는 이러한 규칙이 적어져 있다고 한다.

'가능한 모든 약의 사용을 중단하라, 그것이 어렵다면 최대한 약을 줄여라, 먹는 약의 갯수가 늘어나면 부작용은 기하급수적으로 증가한다.
 4종류 이상의 약을 복용하고 있는 환자는 의학지식이 미치지 못하는 위험한 상태에 있다.

 만성신부전의 원인은 고혈압과 당뇨 때문이 아니다.
 피는 생명이다.
태어날 때도 피에 의해 만들어졌고 피에 의해 생명이 유지되다가 피가 부족하면 생명이 끝난다.
 피는 그만큼 우리 몸에서 매우 중요한 역할을 하는데 우리 몸의 신장과 밀접한 관계가 있다.

 그 이유는 신장은 ErythroPoietin 이라는 조혈호르몬을 분비하여 골수의 줄기세포에서 피를 생성하는데 결정적인 역할을 한다.

신장이 약해져 만성신부전이 되면 피가 부족하여져 빈혈이 오고 멍이 잘 들며 심장에 문제가 생기는 것은 신장에서 피를 만들어주는 조혈작용을 못하기 때문이다.

그러기 때문에 투석을 하면 조혈제 투여를 하고 있는 것이다.

이렇게 중요한 역할을 하는 신장은 매우 미련하다고 한다.

신장 자신의 수명이 10%만 남아도 제 역할을 하려고 하다가 지치면 그때서야 손을 놓아버리는데, 그렇게 되면 투석을 하게 된다.

그러므로 우리는 신장이 10%만 남기 전에 신장이 나쁘다고 표시할 때 알아차려야 한다.

그것이 신장이 나쁘면 나타나는 전조증상이다.

하인리히 법칙이라는 게 있다.

결정적인 실패 전에 300번의 기분 나쁜 전조 현상들이 보이며 23번의 실패가 일어난다.

이 법칙은 산업현장에서 해당되는 법칙으로 알려져 있지만 건강도 마찬가지이다. 하찮은 증상이라 할지라도 그 증상의 뿌리는 다른데 있기 때문이다.

그렇다면 전조증상은 무엇일까?

(1) 소변을 자주보거나 시원히 나오지 않는 전립선 비대가 있다.
(2) 요실금이나 방광염이 자주 생긴다.
(3) 소변에 거품이 많다.
(4) 혈뇨가 나온다.
(5) 단백뇨가 나온다.
(6) 티눈이 생긴다.
(7) 발톱무좀이 생긴다.
(8) 발에 열나고 뜨거우며 발바닥이 아픈 족저근막염이 있다.
(9) 통풍이 있다.
(10) 무지외반증이 있다.
(11) 요로결석이 있다.
(12) 몸이 붓고 체중이 빠지지 않는다.
(13) 하지정맥류가 있다.
(14) 신허요통으로 오래 누워 있으면 허리가 아프다.
(15) 고혈압이 있다.
(16) 당뇨가 20년 이상 되면 나타난다.
(17) 몸에 사마귀나 쥐젖이 생긴다.
(18) 발에 각질이 심하고 갈라진다.
(19) 발가락이 시리고 아프고 감각이 둔해진다.

사람들은 서구의학의 이론에 심취되어 이러한 전조증상이 신장과 관계가 있다고 하여도 믿지를 않으려 한다.

발톱무좀과 티눈, 통풍, 요로결석, 족저근막염 등등은 약을 먹거나 시술이나 수술하면 낳는 것 이라고 하찮게 생각하지 신장문제라고는 전혀 생각하지 않는다.

그러나 이러한 전조증상들은 괜히 생기는 것이 아니고 신장이 무리하면 생긴다.

그렇다면 무리한다는 말은 무슨 뜻일까?
우리들도 평소 일을 많이 해서 피곤하면 무리하게 일을 해서 그렇다고 말들을 하는 것처럼 신장도 마찬가지이다.

지금까지 본인도 모르게 신장이 무리할 일을 하면서 살아 왔으면서도 그것이 신장이 무리하여 신장이 나빠지리라는 생각을 못하고 살아왔다.

그렇다면 신장이 무리한 일이란 무엇일까?

첫 번 째; 당뇨나 고혈압이 오래된 경우
두 번 째; 수술할 때 마취했을 경우
세 번 째; 출산 후 충분한 조리를 하지 못하였을 때
네 번 째; 남성의 경우 무리한 성생활로 인하여
　　　　　정액배출을 많이 한 경우
다섯번째; 스테로이드나 진통제 같은 약물을
　　　　　장기간 복용하였을 경우
여섯번째; 지속적이고 장기간 스트레스를 받았을 경우
일곱번째; 선천적 유전일 경우이다.

　이렇게 자기도 모르게 신장이 무리한 일을 장기간 하게 되면 신장이 지치게 된다.
　예를 들어 자동차도 계속 공회전하게 되면 열이 발생하듯이 신장도 무리하면 신장에서 열이 발생한다.
　신장도 작동하려면 혈액이 필요한데 피를 공급해주지 않으면 열을 내면서 화를 내게 된다.
　그것이 바로 신장 火다.
우리들이 주전자에 물을 끓일 때 물이 바닥에 있으면 주전자가 빨리 끓어오르는 현상과 비유할 수 있겠다.

그러니까 신장 火로 인하여 나타나는 전조증상이란 신장이 무리하면 혈액공급을 받아야 하는데 그렇지 못하여 신장에 피가 부족하다는 표시이다.

그러므로 신장에 피를 공급하는 약을 제공하면 신장은 다시 원래대로 작용을 한다.
그런데 애석하게도 서구의학에서는 신장에 피를 공급하는 약이 없다.
그러나 동양의약에는 신장에 피를 공급하고 보호하는 약이 많이 있다.
그러나 서구의학에는 신장이 좋아지는 약은 없고 신장이 나빠져 혈압이 오르면 약으로 혈압만 조절한다.
그러니까 죽을 때 까지 복용해야한다.
그렇게 되면 혈압은 조절될지언정 신장은 그대로 망가져 간다. 그리고 혈압약을 먹는다는 이유로 신장이 무리한 일을 평소대로 계속하다가 결국은 만성신부전에 이르러 결국 투석을 하게 된다.

당뇨병이 무서운 가장 중요한 이유는 인체의 모세혈관들을 막아버리기 때문이다.

당뇨환자의 피 속에 있는 필요 이상의 당(糖)성분은 혈액 내 단백질 성분과 결합해서 "당화단백"을 형성하여 이것이 혈관의 콜라겐과 들러붙으면 혈관이 딱딱하게 경화(硬化)된다.

　딱딱하게 경화된 혈관이 눈에 생기면 당뇨망막병증, 발에 생기면 당뇨발, 신장에 생기면 당뇨성신장병이 되는데, 일반적으로 당뇨병 발병 15-20년이 지나면 30-40%의 환자에게서 신장병이 생기고 그로부터 5-10년이 지나면 대부분 만성신부전이 된다.

　당뇨환자들은 병자체가 피를 부족하게 만든다.
우리들이 먹는 탄수화물이 당으로 변하여 피를 만드는데 원료가 되는데 당이 소변으로 나가니 당연히 몸에는 피가 부족하게 되는데 피가 부족하면 피를 만드는데 역할을 하는 신장이 무리하게 된다.

　신장이 무리하면 신장이 열을 받고 신장에 火가 생겨 신장염(腎臟炎)이 되어 아래와 같은 전조증상들이 나타난다.

당뇨병환자에게서 나타나는 신장병 전조증상
첫 번 째; 얼굴에 핏기가 없어지고 발등이 붓는다.
두 번 째; 소변에 거품이 나오고 빨리 꺼지지 않으며
　　　　　소변에서 냄새가 난다.
세 번 째; 몸이 가렵고 상처가 나도 빨리 낫지 않는다.
네 번 째; 발에 무좀이나 발톱무좀, 발바닥이 뜨겁거나,
　　　　　아프고 각질이 심하다.
다섯번째; 발가락이 차거나 감각이 없다.
여섯번째; 남성은 전립선비대 여성은 요실금이 생긴다.
일곱번째; 처음에 당뇨만 있었는데
　　　　　점점 혈압이 높아지고 심장병이 생긴다.

　당뇨병 환자에게서 신장이 나빠지고 있다는 이러한 전조증상들이 나타나는데 그때를 놓치지 말아야 한다.

　당뇨병이 오래되면 결국에는 발가락에 족부궤양이 발생하여 발가락을 절단하고 발목을 자르는 증상도 신장에서 발가락으로 피를 보내지 못해 궤양이 생기는 것이다.

신장에서 발쪽으로 피를 보내지 못하면 산소와 영양분을 공급받지 못하기 때문에 썩을 수밖에 없다.

 다른 병과는 달리 당뇨병으로 인하여 신장이 나빠지면 매우 빠른 속도로 만성신부전이 진행되는데 그 이유는 당뇨 자체가 피가 부족한 병이므로 서구의학에서는 신장에 피를 공급하거나 보호할 약이 없기 때문이다.

 이러한 전조증상이 나타나는데도 서구의학은 크레아틴 수치가 1.4이상 올라가지 않으면 신장이 나쁘다고 말하지 않고 크레아틴 수치가 1.4이상 올라가면 그때 신장을 치료하는 약이 없으니 음식을 조심하라고 할 뿐이다. 그러나 음식만 조심해가지고서는 투석을 방지할 수 없다.
 그러나 동양의약에는 신장을 치료하는 약이 많다.
주전자에 물을 넣고 끓일 때 물이 적어 물이 금방 끓어오르는 경우에는 물을 채우면 바로 해결되는 것처럼 신장도 마찬가지이다.
오랜 당뇨로 인하여 신장이 무리하여 신장에 피가 부족하면 열이 발생하고 火가 생기여 炎症이 발생하였다면 피를 채우는 약을 복용하면 신장은 좋아진다.

14 동양의약의 신비

내가 동양의약에 관심을 가진 것은 다음과 같은 경험에서다.

나는 어렸을 적부터 알레르기성 비염 때문에 아침과 환절기가 되면 무척 고생했다. 아무리 알레르기 비염약을 복용해도 약을 복용할 때뿐이고 그 다음날 아침이면 어김없이 재발하여 내 체질이이거니 하고 살았다.
그런데 먼 훗날 서구의학으로는 낫지 못하는 무릎의 통증 때문에 여러 가지 연구를 하다가 오래된 한의서에 이런 글귀를 발견하게 되었다.

臍下痛屬腎[제하통속신] 해석하면 배꼽 밑의 통증은 신장에 속한다.
그렇다면 내가 무릎이 아픈 이유가 신장 때문이라는 생각이 들어 신장에 관한 한약을 복용하고 나서 나의 무릎통증과 신허요통이 깨끗이 좋아졌고 그렇게 지긋지긋하게 나를 괴롭히던 알레르기 비염도 깨끗이 나아버렸다.

서구의약을 공부하여 약국을 하고 있는 약사로서 관절염과 알레르기 비염이 한약으로 나을 수 있다는 사실이 너무 대단하여 많은 임상경험을 토대로 '관절염을 고친 사람들' 이란 책을 발행하게 되었는데 그 책 내용에 신장에 관한 내용들이 들어있었다.

그런데 그 책을 읽고 많은 만성신부전 환자들이 본인의 만성신부전을 치료 해주라고 하여 관절에 쓰는 신장약을 주었는데 실패하고 말아 그때부터 만성신부전은 안 된다고 단념하고 약을 주지 않고 관절염만 치료하는데 전념하였다. 그런데 전남 강진에 사시는 전성자씨가 이렇게 하소연 하였다.
'관절염은 죽을병은 아니고 만성신부전은 목숨이 달린 병인데 치료해주면 안되겠느냐' 고 .

그래서 전성자씨를 모델로 한약을 쓰기 시작했는데 4개월 후에 소변에 거품이 없어지고 붓기가 빠졌다며 6개월 더 복용하기를 원해 동일한 방법으로 처방하였는데 그 후에 하는 말이 크레아틴 수치와 사구체여과율 모두 정상으로 돌아왔다며 약을 중단하겠다고 하였다.

나는 내심으로 깜짝 놀라고 말았다.
치료를 할 수 없다고 포기했던 만성신부전을 치료할 수 있는 처방이 탄생하다니 나는 속으로 쾌재를 부르면서 다른 만성신부전 환자들에게도 처방을 하게 되었는데 모두 다 좋아지는 결과를 얻고 동양의약의 신비함을 다시 한 번 깨닫게 되었다.

그 무렵 나와 같은 아파트에 사는 이○○씨가 살고 있었는데 대학병원에서 당뇨약을 처방받아 저의 약국을 방문하여 약을 조제하곤 했다.

다른 약국도 많은데 안면이 있다고 저의 동네약국으로 처방전을 가지고 오는 것에 대해 매우 감사하게 생각하고 있었는데 시간이 지날수록 약의 갯수가 늘어 한 주먹 이었다.

일일이 처방을 공개할 수는 없고 위장약 빼고 거의 아홉 알 정도였으며 당뇨는 주사로 조절 하고 있었다.
당뇨병 환자인데 혈압약2정, 심장약2정, 동맥경화약2정, 혈전약2정, 혈관확장제1정이었다.

처음에는 당뇨로 시작했는데 당뇨가 오래되니 신장이 나빠져 고혈압이 생겼고 그로인해 심장에 문제가 생겼던 것이다.

그렇게 약을 먹다 몇 년이 지나니 설폰산 칼륨제 처방이 나오기 시작했다.

그분은 그때서야 심각함을 깨달은 것 같았다.

조절이 안 되면 투석을 해야 된다는 압박감이 있는 것 같아 따로 불러 한약을 복용해서 신장을 치료해야한다고 설득하였다.

그러나 그분은 대학병원에서도 하지 못한 일을 어떻게 동네약국에서 할 수 있겠느냐는 어투로 말해 아예 그만두고 말았다.

그런데 그 후 그분은 투석을 하다가 다행히 아내의 신장을 이식받게 되어 이젠 살만하겠구나 생각했는데 이식한지 3년 만에 돌아가시고 말았다.

나는 그분이 처음에 당뇨약부터 시작해서 고혈압이 생겼고 그다음 심장약, 동맥경화제, 협심증약을 복용하다가 결국에는 투석을 하게 되었다는 사실을 똑똑하게 기억하면서 서구의학을 믿고 내 몸을 맡길 수 없다라는 확신을 다시 한 번 가지게 되면서 그분이 그때 나의 제안을 거부한 것에 대해 지금도 애석하게 생각하고 있다.

어느 날 오후 산행을 하고 있는데 걸걸한 목소리의 주인공이 누구한테 소개를 받았다고 하면서 자기 좀 치료해주라고 했다. 나이는 80세, 키173cm에 체중95kg이며 3년 전에 심장 스텐드 수술을 하였는데 지금은 일어나기도 힘들게 숨이 차고, 붓고, 소변에서 거품이 나며 냄새가 지독하다고 했다.

듣기만 해도 만성신부전 증상임을 알고 자세히 물어보아도 크레아틴이 뭔지, 사구체여과율이 얼마인지 도통 모르고 심지어는 본인이 만성신부전 환자인지도 모르고 있었다. 그 와중에 돈도 많이 없으니 원가만 받고 치료해주라는 것이었다.

여기에 쓰기에는 황당한 이야기일지 모르지만 궁하면 통한다는 말이 이분에게 해당되는 것 같았다.

왜냐하면 의사나 한의사들도 많이 있는데 얼마나 다급하면 나 같은 약사에게 부탁을 할까 생각이 나서 나의 측은지심이 발동하여 일단 해보기로 했다.

그러나 나이도 많고 더구나 심장수술까지 했는데 조금 망설여지기는 했지만 더 방치하면 검은 그림자가 어른거리고 있음을 알기에 약을 드렸다.

결과는 성공이었다.
붓기도 빠지고 거품도 없어졌으며 소변에 냄새가 없어져 화장실 청소하기 좋다며 우선 사모님이 좋아하셨다.

어느 날 성남에 사시는 분이 만성신부전이라며 상담을 신청하셨다.

발톱무좀이 있고 소변에 거품이 나며 냄새가 심하고 발목 위가 부어서 누르면 쏘옥 들어가 나오지 않아 부종이 꽤 심한 편이었는데 만성신부전이란 진단을 받고 현재는 지시대로 음식 조심을 한다고 했다.

집안 내력인지 현재 동생이 투석을 하고 있는데 동생이 하는 말인 즉 '형님 제발 어떻게 하던지 투석은 하지 말라'고 신신 당부를 해 소개받고 찾아왔다고 했다.

상담을 마칠 즈음 환자의 부인이 갑자기 상담실로 들어와 안 되면 고발하겠다고 으름장을 놓으며 나를 압박했다.

하는 말인 즉 대학병원에서도 안 된다고 했는데 무슨 약국에서 치료를 하느냐, 그리고 그렇게도 먹지 말라는 한약을 먹겠느냐는 식이었다.

그렇게 나에게 폭언을 했어도 나는 남편의 심정을 이해했기에 군소리 하나 안하고 약을 드렸다.

약을 준지 2주 후 그 사모님 하는 말이 마음에 걸려 조금 어떠시냐고 물어보았더니 붓기도 빠지고 기분이 너무 좋다고 하시면서 부인이 너무 좋아라 한다면서 그때 약사님에게 너무 무례하게 해서 미안하다고 말했다고 하였다.

그 외 동양의약의 신비에 대하여 에피소드와 할 말이 많이 있지만 지면상 줄이고 내가 이 처방이 나오기까지의 심정을 독자들에게 알리고 싶은 중국 고사성어가 있어 소개한다.

화씨지벽(和氏之璧)

중국 전국시대 때, 초(楚)나라에 화씨(和氏)란 사람이 있었는데, 그는 옥을 감정하는 사람이었습니다.

그가 초산(楚山)에서 옥돌을 발견하여 여왕(女王)에게 바쳤습니다.

여왕이 옥을 다듬는 사람에게 감정하게 하였더니, 보통 돌이라고 하여 여왕은 화씨가 자기를 속이려 했다고 생각하여 발뒤꿈치를 자르는 월형에 처했습니다.

여왕이 죽고 무왕(武王)이 즉위하자, 화씨는 또 그 옥돌을 무왕에게 바쳤는데 무왕이 옥을 감정시켜보니 역시 보통 돌이라고 하여 무왕 역시 화씨가 자기를 속이려 했다고 생각하고는 오른쪽 발도 월형에 처했습니다. 무왕이 죽고 문왕(文王)이 즉위하자, 화씨는 초산 아래에서 그 옥돌을 끌어안고 사흘 밤낮을 울었습니다.

나중에는 눈물이 말라 피가 흘렀습니다.

문왕이 이 소식을 듣고 사람을 시켜 그를 불러 "천하에 발 잘리는 형벌을 받은 자가 많은데, 어찌 그리 슬피 우느냐."고 까닭을 물었더니 화씨가 "나는 발을 잘려서 슬

퍼하는 것이 아닙니다.
 보옥을 돌이라 하고, 곧은 선비에게 거짓말을 했다고 하여 벌을 준 것이 슬픈 것입니다."라고 말했습니다.

 이에 문왕이 그 옥돌을 다듬게 하니 천하에 둘도 없는 명옥이 모습을 드러냈습니다.
 그리하여 이 명옥을 그의 이름을 따서
'화씨지벽(和氏之璧)'이라고 이름 하게 되었답니다.

15 투석이나 이식으로 가는 속도를 적극적으로 늦추어야 한다

투석을 하기 시작하면 5년 내 사망률이 50%라고 서구의학에서는 공공연하게 말한다.

그러므로 투석이나 이식으로 가는 진행속도를 적극적으로 막아야 하는데 애석하게도 서구의학에서는 만성신부전의 악화되어가는 진행을 완전히 억제하거나 기능을 다시 원상회복시키는 기술이 개발되지 못한 상태이기 때문에 어떤 방법을 이용하더라도 투석이나 이식으로 가는 속도를 최대한으로 늦출 수 있다면 본인의 수명을 늦출 수 있기 때문에 최선을 다해야한다.

만성신부전이란 신장 火로 인한 사구체염증을 말한다. 신장의 뜨거운 열이 사구체로 나가며 염증을 일으키게 된다.

신장 火로 인한 炎症 등으로 지나치게 많은 사구체가 파괴되면 몸 속 독소가 배출되지 못하고 쌓여 결국 생명을 잃게 되는 만성신부전이 된다.

신부전이란 신장의 사구체와 세뇨관의 기능이 더 이상 항상성을 유지할 수 없을 때이며 사구체 여과 기능이 떨어지면 신장기능이 나빠지는 만큼 크레아틴수치가 상승하여 정상 크레아틴 수치는 0.7-1.4mg/dl 이하이며 2.0mg/dl이 넘으면 신부전 초기에 해당된다.

만성신부전에 걸리게 되면 신장을 좋아지게 하는 약은 없으니 음식을 조심하여 투석을 최대한 미뤄야한다고 하여 음식 관리를 한다.

만성신부전 환자들의 음식관리란 신장이 좋아지게 하는 음식을 섭취하는 것이 아니라 채소나 과일 중에 들어 있는 칼륨 섭취를 제한하기 위함일 뿐 신장이 좋아지는 것이 아니다.

또, 크레아틴이란 우리 몸속의 근육이 대사되어 나오는 부산물이기 때문에 우리 몸 근육 성분인 단백질을 많이 먹으면 크레아틴 수치가 올라가고 단백질이 소변으로 배출되어 소변에 거품이 더 많아지기 때문에 극도로 제한 한다.

그러나 이지구상에는 살아있는 모든 동식물은 살아있을 동안에는 모든 장부가 재생된다.
머리털과 손톱이 다시 자라듯 망가진 사구체도 신장 火를 없애고 신장에 좋은 한약을 복용하면 망가진 사구체는 재생되어 만성신부전은 회복된다.

16 만성신부전 환자들이 하는 음식조절의 의미

칼륨의 주요 생리적 기능에는 세포내외의 전위와 이온 강도 조절, 에너지 대사, 세포막의 운반 작용, 나트륨과 상호 작용을 통한 신경계의 자극 전도, 골격근의 수축과 이완, 혈압 유지, 산, 염기의 평형 유지 등의 생리적 기능을 담당한다.

또 칼륨은 뇌에 산소를 보내는 역할을 하며 몸속 노폐물의 처리를 돕고, 혈관벽의 긴장을 풀어 혈관을 확장하는 작용과 심장의 박동을 정상으로 유지해 주고 근육과 신경의 흥분을 정상으로 유지하는 일을 돕는다.

이렇게 중요한 역할을 하는 칼륨이 만성신부전 환자에 있어서는 신장기능이 약하여 칼륨을 배설시키지 못하고 혈액에 쌓이면 심장기능을 저해하여 심장마비로 사망할 수 있기 때문에 만성신부전 환자들은 칼륨을 조절한다.

그러나 칼륨 흡수가 저해되어 혈액내 칼륨 농도가 낮으면 무력감, 식욕부진, 메스꺼움, 불안, 불면증 등이 나타나며, 그러다가 저칼륨혈증이 생기면 심장박동이 불규칙해지는 부정맥으로 인하여 사망에 이르게 된다.

그래서 만성신부전 환자들은 칼륨을 조절하기 위해 음식을 조절하는데 그건 투석을 미룰 뿐이지 그 음식을 조절함으로서 신장을 치료하는 것은 아니기 때문에 음식 조절의 정답은 없고 본인에게 알맞은 음식으로 조절을 하는 것이 좋다.

17 운동과 산행

　가끔 tv 프로그램 중에 '나는 자연인이다' 라는 방송을 보면 거기에 나오는 주인공들 거의 대부분이 전에 아프지 않았던 사람들이 별로 없었던 것 같다.

　세속의 모든 것을 내려놓고 자연 숲속에 들어와서 살다보니 모든 건강이 좋아 졌다는 것이다.

　그러나 우리들은 여러 가지 사정 때문에 그렇게 할 수 없다.
　그러나 살기 위해서는 하루에 몇 시간쯤은 나를 위해서 시간을 할애해야하지 않을까?

　그런 노력도 하지 않고 내 병이 치료되기를 바란다면 나를 위해서 최선을 다했는가 묻지 않을 수 없다.

　우리는 자연에서 살면서 흙으로 돌아가는 자연의 일부인 생명체이므로 땅을 떠나서는 살 수 없다.

내 자신을 자연의 일부로 여기고 자연에게 맡기며 산행을 하며 지나간 일들을 반추하는 것은 내가 어떻게 살아야하는가 답을 주게 된다.

더구나 맨발로 땅을 밝고 걷는 것은 모든 장부에 기를 넣어주고 혈액순환을 돕는다.

언제인지 모르지만 어느 텔레비전 프로에 이런 사람이 있었는데 간경화 환자가 맨발로 산행을 하고 앉아있을 때는 계속 발등과 발바닥을 문질러 간경화가 좋아진 사람을 보았다.

우리 몸의 장부 중 신장은 오행으로 보았을 때 水에 해당하고 나무는 木에 해당되므로 서로 상생관계에 있다. 산행하며 나무들의 기를 밭으면 간이 좋아지고 신장의 기능도 좋아 진다.

休息(휴식)의 한자를 풀이하면 사람이 나무 옆에서 스스로 마음을 들여 다 보는 것이다.

일상에서 벗어나 자연과 더불어 그 안에서 호흡하는 일 자체가 가장 완벽한 휴식이라면 어떤 것을 지불하고서라도 해야 하지 않을까?
왜냐하면 우리는 누구나 환자니까.

내 몸과 마음이 아플 때 산을 찾아가 나무 사이를 거닐며 자신을 들여다볼 수 있는 사람은 그 자체가 휴식이고 질병의 치료제임을 간과해서는 안 된다.

신장(腎臟)

-만성신부전을 고친 사람들의 이야기-

지은이 | 박민수
기 획 | 김광수
발 행 | 초판 1쇄 2019년 9월 11일
펴낸이 | 차상희
펴낸곳 | 도서출판 비전브리지
등 록 | 1999. 11. 23.(제320-1999-55호)
편집인 | 이웃사람들
인 쇄 | 선진디앤피
판매처 | 대승서적
주 소 | 서울특별시 종로구 율곡로 14길 57
전 화 | (02)2277-0656
이메일 | konako9009@naver.com

ISBN 979-11-88300-05-1
값 13,500원

원본 책은 저작자의 지적 재산으로서 무단 전재와 복제를 금합니다.
파본이나 잘못된 책은 구입처에서 바꿔 드립니다.